Akute psychiatrische Notfälle

Ein Leitfaden für den Notarzt-
und Rettungsdienst

Björn Kardels
Michael Kinn
Frank-Gerald B. Pajonk

25 Abbildungen
25 Tabellen

Georg Thieme Verlag
Stuttgart · New York

*Bibliografische Information
der Deutschen Nationalbibliothek*

Die Deutsche Nationalbibliothek verzeichnet diese Publikation in der Deutschen National-bibliografie; detaillierte bibliografische Daten sind im Internet über http://dnb.d-nb.de abrufbar.

Dr. med. Björn Kardels

Mediant geestelijke gezondheidszorg
Helmerzijde
Broekheurnering 1050
7546 TA Enschede
NIEDERLANDE

Michael Kinn

Abteilung für Anästhesie, Intensivmedizin und Schmerztherapie
BG-Unfallklinik Ludwigshafen
Ludwig-Guttmann-Straße 13
67071 Ludwigshafen

Prof. Dr. med. Frank-Gerald B. Pajonk

Privat-Nerven-Klinik
Dr. med. Kurt Fontheim
Lindenstraße 15
38704 Liebenburg

© 2008 Georg Thieme Verlag KG
Rüdigerstraße 14
70469 Stuttgart
Deutschland
Telefon: +49/(0)711/8931–0
Unsere Homepage: www.thieme.de

Printed in Germany

Zeichnungen: Emil Wolfgang Hanns, Schriesheim
Umschlaggestaltung: Thieme Verlagsgruppe
Umschlagfotos: PhotoDisc, Inc; MEV, Augsburg; Werbefotografie Thomas Möller, Stuttgart
Satz: stm media, Köthen
gesetzt aus Adobe InDesign
Druck: Offizin Andersen Nexö Leipzig GmbH, Zwenkau

ISBN 978–3–13–141691–9   1 2 3 4 5 6

Wichtiger Hinweis: Wie jede Wissenschaft ist die Medizin ständigen Entwicklungen unterworfen. Forschung und klinische Erfahrung erweitern unsere Erkenntnisse, insbesondere was Behandlung und medikamentöse Therapie anbelangt. Soweit in diesem Werk eine Dosierung oder eine Applikation erwähnt wird, darf der Leser zwar darauf vertrauen, dass Autoren, Herausgeber und Verlag große Sorgfalt darauf verwandt haben, dass diese Angabe **dem Wissensstand bei Fertigstellung des Werkes** entspricht.

Für Angaben über Dosierungsanweisungen und Applikationsformen kann vom Verlag jedoch keine Gewähr übernommen werden. **Jeder Benutzer ist angehalten,** durch sorgfältige Prüfung der Beipackzettel der verwendeten Präparate und gegebenenfalls nach Konsultation eines Spezialisten festzustellen, ob die dort gegebene Empfehlung für Dosierungen oder die Beachtung von Kontraindikationen gegenüber der Angabe in diesem Buch abweicht. Eine solche Prüfung ist besonders wichtig bei selten verwendeten Präparaten oder solchen, die neu auf den Markt gebracht worden sind. **Jede Dosierung oder Applikation erfolgt auf eigene Gefahr des Benutzers.** Autoren und Verlag appellieren an jeden Benutzer, ihm etwa auffallende Ungenauigkeiten dem Verlag mitzuteilen.

Dieses Buch ist meiner Frau Hyensook
und meinem Sohn Daniel gewidmet.
(Björn Kardels)

Vorwort

Verehrte Kolleginnen und Kollegen,
liebe Leserinnen und Leser,

als wir uns vor über zwei Jahren an die Arbeit machten, einen Leitfaden, ein kurzes, prägnantes Kompendium über Diagnostik und Therapie psychiatrischer Notfälle speziell für Notärzte und das Rettungsdienstfachpersonal zu verfassen, konnten wir kaum auf Vorbilder zurückgreifen. Natürlich gibt es Bücher über psychiatrische Notfälle, diese sind jedoch nicht auf die Bedürfnisse von kaum psychiatrisch ausgebildeten Einsatzkräften in der Notfall- und Rettungsmedizin abgestimmt. Notfallmedizinische Kompendien konnten auch kein befriedigendes Modell abgeben, denn psychiatrische Notfälle werden dort trotz ihrer hohen alltäglichen Relevanz häufig eher „stiefmütterlich" abgehandelt.

Eine besondere Schwierigkeit der Thematik stellt die Komplexität psychiatrischer Erkrankungen dar. Psychiatrie als medizinisches Fach, in dem neben Systematik eben auch ganz wesentlich Einsicht in und Verständnis für Zusammenhänge des menschlichen Erlebens und des Miteinanderlebens gefordert sind, lässt sich schwieriger in Tabellen und Algorithmen fassen als mancher somatische Notfall. Versucht man es trotzdem, dann bleiben solche Handlungsanweisungen notwendigerweise so allgemein, dass sich in jeder neuen, konkreten Einsatzsituation immer wieder neu die Frage stellt, ob und wie diese Informationen auf die konkrete Notfallsituation angepasst werden müssen.

Es kommt also nicht von ungefähr, dass sowohl Notärzte als auch Rettungsdienstmitarbeiter angeben, psychiatrische Notfälle bereiteten ihnen – nach pädiatrischen Notfällen – die meisten „Kopfschmerzen". Genau aus diesem Grund haben wir dieses Buch geschrieben. Es soll die psychiatrische Systematik in Nosologie, Diagnostik und Therapie in knapper Form verständlich darlegen und gleichzeitig anhand von ausgewählten Fallbeispielen die praktische Anwendung dieses Wissens im Einsatz verdeutlichen.

Wenn Sie nach der aufmerksamen Lektüre ein größeres Verständnis für psychiatrische Störungen entwickelt haben und sicherer, gelassener und effizienter psychiatrische Notfallpatienten versorgen können, haben wir unser Ziel erreicht. Über Rückmeldungen, ob uns dies gelungen ist, würden wir uns freuen.

Für die freundliche Genehmigung zum Abdruck der Fotos möchten wir uns an dieser Stelle beim Hessischen Landeskriminalamt (Hölderlinstraße 5, 65187 Wiesbaden) sowie dem Institut für Rechtsmedizin und der Klinik für Psychiatrie und Psychotherapie des Universitätsklinikums des Saarlandes (Kirrberger Straße, 66424 Homburg/Saar) ganz herzlich bedanken. Besonders danken möchten wir Herrn Dr. Ulf Claßen, Institut für Rechtsmedizin, Universitätsklinikum des Saarlandes, für die Beteiligung an der Auswahl der Fotografien.

Letztlich gilt unser Dank auch den Mitarbeiterinnen des Thieme Verlags, die unser Buch von der Idee bis zum griffigen Exemplar gefördert und begleitet haben.

Enschede, Ludwigshafen, Liebenburg,
im Oktober 2007

Björn Kardels
Michael Kinn
Frank-Gerald B. Pajonk

Inhalt

Allgemeiner Teil

1 Häufigkeit und Relevanz psychiatrischer Notfälle im Notarzt- und Rettungsdienst

Ein psychiatrischer Notfall ist definiert als das akute Auftreten bzw. die Exazerbation einer bestehenden psychiatrischen Störung oder einer psychischen Krise, die zu einer unmittelbaren Gefährdung von Leben und Gesundheit des Betroffenen und/oder seiner Umgebung führt. Ein psychiatrischer Notfall erfordert eine sofortige, an der akuten Symptomatik orientierte und gezielte Therapie, um eine Gefahr für die Gesundheit des Patienten und/oder anderer Personen abzuwenden. Da psychische Symptome auch durch somatische Faktoren verursacht bzw. mit bedingt sein können, sollten psychiatrische Notfallpatienten immer einer somatischen (Zusatz-)Diagnostik unterzogen und gegebenenfalls auch somatomedizinisch therapiert werden.

1.1 Häufigkeit psychiatrischer Notfälle

Nach den bislang vorliegenden Untersuchungen stellen psychiatrische Notfälle nach den internistischen Notfällen mit (je nach Studie) ca. 9–16 % die zweit- bis dritthäufigste Einsatzursache für den Rettungsmediziner dar und sind damit ungefähr so häufig wie traumatologische und neurologische Notfälle. Dies bedeutet, dass zwischen 160 000 und 290 000 psychiatrische Patienten pro Jahr von Notärzten gesehen, diagnostiziert und behandelt werden (Behrendt u. Schmiedel 2004). Die Inzidenz hängt von regionalen (städtischer versus ländlicher Raum) und soziokulturellen Gegebenheiten ab. Einsätze betreffen vor allem junge Menschen (18–39 Jahre), überwiegend männlichen Geschlechts.

Insgesamt kann davon ausgegangen werden, dass in den letzten Jahren die Häufigkeit psychiatrischer Notfälle im Rettungsdienst angestiegen ist. Einige Gründe hierfür sind ein erweitertes Verständnis der Einsatzindikation für den Notarzt (der beispielsweise auch immer öfter bei psychosozialen Krisen angefordert wird), gestiegene psychosoziale Belastungen in der Bevölkerung (z. B. Ar-

1

beitslosigkeit, prekäre finanzielle Situation), erhöhte Scheidungsraten, vermehrte Anzahl an Single-Haushalten, Zunahme psychiatrischer Folgeerkrankungen nach maximal-invasiven somatischen Interventionen (z. B. Polytraumata, großflächige Gewebeschädigungen nach Verbrennungen, Transplantationen) und Multimorbidität kombiniert mit Polypharmazie sowie eine Zunahme psychiatrischer Störungen im höheren Lebensalter in einer alternden Gesellschaft.

Notärzte werden am häufigsten zu Patienten gerufen mit:
- Alkohol- und Drogen-assoziierte Störungen (ca. 30–45 %),
- Erregungszuständen (ca. 15–25 %),
- Suizidhandlungen (ca. 15–25 %).

Die „klassischen", genuin psychiatrischen Erkrankungen, wie z. B. die als endogene Psychosen bezeichneten Schizophrenien und Manien oder Depressionen, werden im Notfalleinsatz selten diagnostiziert.

1.2   Leitsymptome des psychiatrischen Notfalls

Leitsymptome des psychiatrischen Notfalls sind Störungen des Bewusstseins, des Antriebs und der Stimmung. Bei den **Bewusstseinsstörungen** werden quantitative (Somnolenz, Sopor, Koma) von qualitativen Bewusstseinsstörungen (Delir, Verwirrtheitszustände, Dämmerzustände) unterschieden. **Antriebsstörungen** können sich in einem gesteigerten Antrieb, wie z. B. bei Erregungszuständen, oder in einer Antriebsminderung, z. B. im Sinne von Autismus, Stupor oder Negativismus, äußern. **Stimmungsstörungen** können mit einer gehobenen Stimmungslage, z. B. bei Manie, oder mit einer erniedrigten Stimmungslage, z. B. bei Depression, auftreten. In der Regel liegen Symptome aus mindestens zwei der genannten Kategorien vor.

> Bei psychisch auffälligen Patienten empfiehlt es sich, folgende **Symptomkomplexe zu prüfen** und die dazu erhobenen **Befunde zu dokumentieren** (Brunnhuber 2005):
> - Bewusstsein,
> - Motorik,
> - Stimmung,
> - Denkfähigkeit,
> - psychotische Symptomatik (vor allem Wahn, Halluzinationen),
> - Krankheitseinsicht,
> - Suizidalität,
> - Fremdgefährdung,
> - vorbestehende psychische Erkrankung.

Aus den erhobenen Befunden leitet sich, je nach vorliegender Symptomatik, dann eine Behandlungsnotwendigkeit nach somatomedizinischen, psychotherapeutischen oder psychopharmakologischen Grundsätzen ab.

1.3 Einteilung des Schweregrades von psychiatrischen Notfällen

Nach einer Untersuchung von Weber et al. weisen vom Notarzt behandelte psychiatrische Patienten einen NACA-Score auf, der vergleichbar mit dem neurologischer Notfälle ist und deutlich über dem traumatologischer Notfälle liegt. Etwa ein Drittel der Patienten hat akut lebensbedrohliche Störungen (NACA-Score IV–VII; Weber et al. 2005).

Analog zu Krankheiten aus dem somatomedizinischen Bereich können auch psychiatrische Notfälle in verschiedene Dringlichkeitsstufen eingeteilt werden, die den Einsatz unterschiedlicher Hilfskräfte erfordern. Hierzu existiert ein älterer Vorschlag für den amerikanischen Raum. Adaptiert an die Gegebenheiten des deutschen Systems der notfallmedizinischen Versorgung kann eine Differenzierung in absolute und relative psychiatrische Notfallsituationen erfolgen.

Bei den **absoluten Notfällen** liegen Störungen vor, die eine Bedrohung bzw. Eigen- oder Fremdgefährdung auf dem Boden einer psychischen Erkrankung darstellen und einer sofortigen ärztlichen Intervention mit bereits präklinischem Beginn der Behandlung bedürfen.

Zu den **absoluten Notfallindikationen/Notarztindikationen** gehören:
- hochgradige Erregungszustände,
- psychische Störungen mit Aggressivität/Gewalttätigkeit,
- ein erfolgter Suizidversuch,
- konkrete Suizidpläne oder Vorbereitungen zu einer Suizidhandlung,
- konkrete Fremdtötungsabsichten im Rahmen einer psychischen Störung,
- schwere Alkohol- und Drogenintoxikationen,
- ein akutes Delir.

Unter einem **relativen Notfall** werden akut auftretende bzw. exazerbierende Störungen verstanden, die nicht mit einer unmittelbaren Eigen- oder Fremdgefährdung einhergehen und auch von anderen Notdiensten (z.B. Ambulanz einer psychiatrischen Klinik, kassenärztlicher Notdienst, Telefonseelsorge, Kriseninterventionsdienste) versorgt werden könnten.

1

Relative Notfallindikationen bzw. keine dringlichen Notarztindikationen sind:
- Verwirrtheitszustände,
- Entzugssyndrome ohne Delir,
- Suizidgedanken ohne konkrete Pläne,
- Angst- und Panikzustände,
- akute Belastungsreaktionen bei psychosozialen Krisen.

1.4 Therapieoptionen bei psychiatrischen Notfällen

Die Therapie psychiatrischer Notfälle erfordert ein detailliertes Wissen um die Leitsymptome psychiatrischer Erkrankungen. Psychiatrische Notfälle sollten mit derselben Konsequenz und Professionalität behandelt werden wie internistische oder chirurgische Notfälle. Absolute Notfälle, wie z. B. ein fulminanter Verlauf eines Alkoholentzugsdelirs, können genauso vital bedrohlich sein wie ein Herzinfarkt.

Im präklinischen Notarztdienst kann selbstverständlich nicht die gesamte Palette der psychiatrischen Therapiemöglichkeiten zum Einsatz kommen. Die Therapieoptionen beschränken sich auf einige wenige Möglichkeiten, die im Notarzt- und Rettungsdienst durchführbar sind und die in erster Linie eine Stabilisierung des Patienten und eine Deeskalation der Situation zum Ziel haben.

Psychiatrische Leitsymptome müssen nicht immer auch eine psychiatrische Ursache haben. Erregung und Unruhe können auch Ausdruck z. B. einer Hyperthyreose und somit einer somatischen Erkrankung sein. Die primär somatische Behandlung somatischer Erkrankungen ist anzustreben. Deshalb muss vor der Annahme einer rein psychiatrischen Diagnose auch stets eine somatische Ursache differenzialdiagnostisch ausgeschlossen werden. Die somatische Therapie stellt bei entsprechender Ursache die kausale Therapieoption einer primär psychiatrisch in Erscheinung tretenden Erkrankung dar. Bis zur erfolgten Diagnose bzw. bis zum Greifen eines somatischen Therapieverfahrens ist nicht selten jedoch eine vorgeschaltete oder begleitende psychiatrisch-psychotherapeutische Behandlung erforderlich.

Eine Therapieoption mit praktischem Nutzen nicht nur bei psychiatrischen Erkrankungen ist die situationsangepasste **psychologische „Erste Hilfe".** Im Sinne einer Krisenintervention kann mit einigen Kenntnissen in psychologischer Gesprächsführung eine deutliche Verbesserung des seelischen und auch körperlichen Zustands eines Patienten oder seiner Angehörigen erreicht werden. Das Schaffen einer tragfähigen und vertrauensvollen Beziehung zum Patienten erhöht zudem die Wahrscheinlichkeit, dass notwendige diagnos-

1

tische und therapeutische Maßnahmen mit dem Patienten und dessen sozialem Umfeld beschlossen und durchgeführt werden können. Die hierfür nötigen theoretischen Kenntnisse wirken zwar überschaubar, bedürfen in der Praxis aber einer intensiven und kontinuierlichen Übung.

Darüber hinaus stellt eine bedarfsgerechte, auf die jeweilige Symptomatik und Bedürfnislage der Patienten zugeschnittene **psychopharmakologische Intervention** eine wertvolle Unterstützung zum Management psychiatrischer Notfälle dar. Häufig lassen sich nämlich erst durch eine geeignete psychopharmakologische Intervention Kontakt- und Gesprächsfähigkeit herstellen, eine Linderung der Beschwerden einleiten oder eine Minderung einer gegebenen Fremd- oder Selbstgefährdung gewährleisten. Die Medikation sollte so gewählt werden, dass der Patient ausreichend stabilisiert und, falls sich eine Fortführung der Behandlung in einem stationären Kontext als notwendig erweist, für den weiterbehandelnden Psychiater noch gut explorierbar ist.

Bei jedem Einsatz muss die Entscheidung getroffen werden, ob die psychotherapeutische bzw. psychopharmakologische Intervention vor Ort zu einer ausreichenden Stabilisierung des Patienten geführt hat und ein Verbleib des Patienten in seiner aktuellen Situation sinnvoll ist, oder ob eine Weiterbetreuung im Rahmen eines **stationären Settings** indiziert ist. Dies ist dann unbedingt notwendig, wenn

- Diagnostik und/oder Therapie vor Ort nicht suffizient abgeschlossen werden können,
- vitale Funktionen überwacht werden müssen,
- weitere Untersuchungen bzw. Behandlungsmaßnahmen notwendig sind,
- mit einer (erneuten) Verschlechterung in der physischen oder psychischen Verfassung des Patienten zu rechnen ist
- oder sich dieser selbst- oder fremdgefährdend verhält bzw. verhalten könnte.

Im Zweifelsfall sollten die Patienten zur weiteren Beurteilung und Betreuung in eine dafür spezialisierte stationäre Einrichtung gebracht werden. Dieses Procedere ist auch deshalb ratsam, weil die Patienten dem ärztlichen und nichtärztlichen Personal in der Regel nicht bekannt sind, so dass z. B. die Einschätzung der Risiken eines Verbleibs im häuslichen Milieu bei Unkenntnis der genauen Lebenssituation und Vorgeschichte der Betroffenen problematisch ist. Diesbezüglich können fremdanamnestische Daten durch Angehörige oder Fremde wichtige Zusatzinformationen über den bisherigen Krankheitsverlauf liefern und somit den Notarzt bzw. das Rettungsdienstpersonal bei der Entscheidungsfindung über das weitere Procedere unterstützen. Bei diagnostischen und therapeutischen Unsicherheiten sollte eine fachärztliche Abklärung dringend angestrebt werden.

1

1.5 Besonderheiten psychiatrischer Notfälle

Psychiatrische Notfälle gehen mit einer hohen Belastung für Patient und rettungsdienstliches Personal einher. Dies liegt sowohl an der immer noch bestehenden diagnostischen und therapeutischen Unsicherheit bei der Behandlung psychiatrischer Notfälle durch Notärzte als auch an den oftmals affektiv getönten Einsatzsituationen. Für Notärzte und Rettungsdienstpersonal stellen psychiatrische Notfälle die Einsatzkategorie dar, die nach pädiatrischen Notfällen mit der höchsten Belastung verbunden ist (Pajonk et al. 2004 a, 2004 b).

Ein drohender Suizid fordert von einem Notarzt spezifisches Handeln, um den Patienten aus seiner selbst geschaffenen Lebensgefahr zu befreien. Ein Erregungssturm verlangt schnelles und konsequentes Handeln, um Gefahren vom Patient und seinem sozialen Umfeld abzuhalten. Es sollte auf jeden Fall darauf geachtet werden, dass die Sicherheit aller Beteiligten (d. h. auch der Rettungsdienstmitarbeiter) gewährleistet ist. **Der Eigenschutz hat stets Vorrang.**

Psychiatrische Notfälle sind häufig, das belegen Statistiken und Befragungen von Notärzten. Zusätzlich ist aber auch bei vielen primär somatischen Notfällen psychologisches Geschick gefragt, etwa wenn Angehörige oder Unbeteiligte Zeuge eines Unfalls oder Notfalls werden.

Vom Notarzt wird auch in psychiatrischen Notfällen eine **Rechtssicherheit** im Hinblick auf Zwangsmaßnahmen und die Unterbringung eines Patienten gegen dessen Willen gefordert. Die Gestaltung der Unterbringungsgesetze ist Ländersache, und es kann nur dringend dazu geraten werden, sich mit den regionalen Rechtsvorschriften vertraut zu machen. Die zwangsweise Behandlung oder Unterbringung eines Patienten stellt einen schweren Eingriff in die Integrität der Person dar und sollte deshalb nicht nach Gutdünken erfolgen.

All diese Punkte machen deutlich, dass es sinnvoll und notwendig ist sich mit den Besonderheiten psychiatrischer Notfälle vertraut zu machen. Da die Ausbildung im Rahmen der notärztlichen Tätigkeit in Deutschland in diesem Punkt immer noch als defizitär zu betrachten ist, sollten Fort- und Weiterbildungsmaßnahmen wahrgenommen werden, um dem Notarzt mehr Sicherheit im Umgang mit psychiatrischen Patienten zu geben. Dies könnte auf lange Sicht zu einer deutlichen Verbesserung der Behandlungsqualität und Zufriedenheit führen.

■   **Literatur**

Behrendt H, Schmiedel R. Die aktuellen Leistungen des Rettungsdienstes in der Bundesrepublik Deutschland im zeitlichen Vergleich (Teil II). Notfall Rettungsmed. 2004;1:59–69.

Brunnhuber S. Psychiatrische Notfälle. In: Brunnhuber S, Frauenknecht S, Lieb K, Hrsg. Intensivkurs Psychiatrie und Psychotherapie. München: Elsevier; 2005:397–402.

1

Pajonk FG, Gärtner U, Sittinger H, von Knobelsdorff G, Andresen B, Moecke HP. Psychiatrische Notfälle aus der Sicht von Rettungsdienstmitarbeitern. Notfall Rettungsmed. 2004;7:161–7.

Pajonk FG, Lubda J, Sittinger H, Moecke HP, Andresen B, von Knobelsdorff G. Psychiatrische Notfälle aus der Sicht von Notärzten – Eine Reevaluation nach 7 Jahren. Anaesthesist. 2004;53:709–16.

Weber M, Madler C, Pajonk FG. Zur Problematik psychiatrischer Notarzteinsätze. Notfall Rettungsmed. 2005;8:489–92.

2 Psychischer Befund

2

Bei jedem Notfallpatienten sollte durch den Notarzt neben einer somatischen auch eine **psychiatrische Anamnese** erhoben werden. Während eines Notarzteinsatzes herrscht häufig Hektik und es gilt innerhalb kürzester Zeit, sich einen Überblick über den Patienten zu verschaffen.

Ist zunächst eine somatische Erkrankung ausgeschlossen und liegt der Verdacht nahe, dass der Patient eine psychiatrische Diagnose aufweist, sollte der Notarzt versuchen, im Rahmen der Anamnese die folgenden Fragen zu klären:
- Weshalb hat der Patient oder haben die Angehörigen den Notarzt alarmiert?
- Seit wann bestehen die Probleme oder Beschwerden des Patienten schon?
- Was war die Auslösesituation der Probleme oder Beschwerden?
- Wie reagiert der Patient auf die Anwesenheit des Notarztes?
- Wohnt der Patient allein oder mit Angehörigen?
- Wie ist die Interaktion zwischen Patient und Angehörigen?
- Hatte der Patient früher bereits eine psychiatrische oder psychotherapeutische Behandlung?
- Besteht eine gegenwärtige psychiatrische Behandlung mit Psychopharmaka?
- Wie erlebt der Kranke gegenwärtig seine Erkrankung?
- Welche Einstellung hat der Patient zur Krankheit?
- Welche Erwartungen stellt der Patient an den Notarzt?

Damit der Notarzt eine psychiatrische Verdachtsdiagnose stellen kann, muss er einen **psychopathologischen Befund** erheben. Hilfreiche Hinweise beim Erstellen eines psychopathologischen Befundes können dabei bereits durch das Auftreten des Patienten, sein äußeres Erscheinungsbild, sein Sprechverhalten und die Sprache gewonnen werden (Dilling et al. 2001).

2

Im Einzelnen sollte beim Auftreten und Verhalten des Patienten geachtet werden auf:

- Wie ist der Ernährungszustand des Patienten? Gibt es Anzeichen für eine Mangelernährung? (z. B. bei Suchterkrankungen, Essstörungen u. ä.)
- Wie sind die Physiognomie, die Hände und Fingernägel? Brüchige Fingernägel könnten auf eine Mangelernährung im Rahmen einer Essstörung oder einer verminderten Nahrungsaufnahme durch eine Psychose oder Depression hindeuten.
- Wie sind Frisur und Körperpflege? Schlechte Körperpflege könnte ein Hinweis auf eine Suchterkrankung, wahnhafte Depression oder Psychose sein.
- Wie ist der Patient, auch im Vergleich zu seinem sozialen Umfeld, gekleidet? Trägt er Schmuck? Übertrieben gut gekleidete Patienten könnten an einer Manie erkrankt sein.
- Weist der Kranke einen extremen Körpergeruch auf? Eine Alkoholfahne kann einen Hinweis auf einen chronischen Alkoholismus geben.
- Wie ist der Zahnstatus? Ein ungepflegtes Gebiss kann auf mangelnde Körperhygiene im Rahmen einer Suchterkrankung hinweisen.
- Wie ist das Gangbild? Ein gestörtes Gangbild kann z. B. bei einer äthyltoxischen Polyneuropathie vorhanden sein.
- Weist der Patient besondere Eigentümlichkeiten auf? Kontrolliert er z. B. im Rahmen einer Zwangserkrankung beim Verlassen der Wohnung die elektrischen Geräte nochmals oder prüft er mehrmals, ob alle Türen und Fenster verschlossen sind?
- Wie sind die Gestik und Mimik? Wirkt er, als ob er lauscht, oder verfolgt er mit seinen Augen für den Beobachter nicht sichtbare Dinge? Wirkt der Patient z. B. bei einer schizophrenen Erkrankung durch akustische Halluzinationen im Gesichtsausdruck verändert oder gequält?
- Wie ist das Sprechverhalten? Wie klingt die Stimme? Liegt eine fehlende oder übertriebene Modulation der Stimme vor? Ist die Sprache maniriert – z. B. bei einer Schizophrenie? Ist die Sprechweise kindlich im Rahmen einer Regression – z. B. bei einer Anorexia nervosa?
- Liegen Sprechstörungen wie Stottern, Stammeln, Poltern oder nicht artikulierte Laute vor?
- Wie ist das Sprachverständnis und das Ausdrucksvermögen? Entspricht die Verbalisierung dem Bildungsstand? Selbstverständlich sind beim Erkenntnisgewinn Sprachschwierigkeiten bei Ausländern zu berücksichtigen.

Psychopathologische Phänomene bestimmen zwar bei den meisten psychischen Störungen das klinische Erscheinungsbild, sie sagen jedoch nichts Verlässliches über Ätiologie und Pathogenese der zugrunde liegenden Störung aus.

2

Die klinische Beobachtung kann keinesfalls durch apparative Untersuchungen oder Laboranalysen ersetzt werden. Aufgabe der klinischen Psychopathologie ist die systematische Analyse und Dokumentation der beobachteten Symptome und Befunde. Der Notarzt muss bei der Erstellung eines psychopathologischen Befundes eine Aussage machen zu Aufmerksamkeit, Gedächtnisfunktion, Orientierung, Wahrnehmung, Bewusstsein/Vigilanz, Denken, Affektivität, Antrieb, Ich-Erleben und Intelligenz.

Wahrnehmung, Aufmerksamkeit, Gedächtnis und Intelligenz bilden zusammen kognitive Prozesse (Volz 2005). Global gesprochen umfasst **Kognition** alle mentalen Verarbeitungsprozesse externer und interner Information. Etwas klarer wird der Begriff, wenn einzelne Teilbereiche der Kognition betrachtet werden (Volz 2005).

2.1 Wahrnehmung

Wahrnehmung selbst kann in frühe und späte Wahrnehmung unterteilt werden. Unter früher Wahrnehmung versteht man die Fähigkeit, in einem kurzen Moment eine große Zahl von Einzelinformationen zu erfassen, ohne hierfür mentale Hilfsstrategien (wie z. B. Zählen) einzusetzen. Bei späten Wahrnehmungsprozessen kommen die Interpretation und die Bedeutungszuweisung der über verschiedene Sinneskanäle aufgenommenen Information hinzu.

Tritt eine Störung der Wahrnehmung auf, so muss zwischen einer quantitativen und einer qualitativen Wahrnehmungsstörung unterschieden werden. Die **quantitative Wahrnehmungsstörung** ist definiert durch falsche Wahrnehmungen meist im Sinne von lückenhafter oder verminderter Wahrnehmung (Dilling et al. 2001). Dabei kann es zu einer Ausweitung und Beschleunigung, Fragmentierung oder Einengung sowie zum Fehlen der Wahrnehmung aufgrund von Auffassungs- oder Konzentrationsstörungen kommen. Wenn quantitative Wahrnehmungsstörungen auftreten, muss der Notarzt an körperlich bedingte psychische Störungen, zerebrovaskuläre Erkrankungen oder an einen visuellen Hemineglect denken.

Qualitative Wahrnehmungsstörungen beschreiben dagegen eine veränderte Wahrnehmung bei veränderten Realitäts- oder Wahrnehmungserleben ohne entsprechende Sinnesreize. Zu ihnen gehören die Illusionen, Halluzinationen und die sonstigen Wahrnehmungsstörungen wie die Leibgefühlsstörungen (nicht halluzinatorisch bedingt), Dysästhesien, Pareidolie (ähnlich der Illusion, jedoch nicht affektiv bedingt) sowie Hypakusis und Verschwommensehen. Bei diesen Symptomen muss der Notarzt vor allem an neurotische oder psychotische Störungen denken.

2.2 Aufmerksamkeit

Aufmerksamkeit und Konzentration werden häufig synonym gebraucht, Daueraufmerksamkeit wird als Vigilanz bezeichnet (Volz 2003). Unter gerichteter oder selektiver Aufmerksamkeit wird die Auswahl eines Reizes aus einer Vielzahl von Reizen verstanden, auf den dann die bewusste Wahrnehmung ausgerichtet wird. Sie erfordert also die Auswahl eines kritischen Reizes aus einer Anzahl ablenkender Reize. Die Filtertheorie postuliert, dass z.B. bei einem schizophrenen Patienten die Auswahl der kritischen Reize nicht mehr gelingt.

2.3 Gedächtnis

Das Gedächtnis versetzt ein Individuum in die Lage, erworbenen Erfahrungen einen Sinn zu verleihen und aus ihnen zu lernen. Basisprozesse des Gedächtnisses sind die Enkodierung (damit ist die „Übersetzung" aufgenommener Informationen in einen speicherfähigen Code gemeint) und die Speicherung selbst. Der Notarzt muss prüfen können, ob bei einem Patienten der Kurzzeit- oder der Langzeitspeicher gestört ist. Beim Kurzzeitspeicher können gespeicherte Informationen nur für eine kurze Zeit abgerufen werden, während beim Langzeitspeicher Informationen über eine längere Zeitspanne abrufbar sind.

Merkfähigkeit ist die Voraussetzung für ein intaktes Gedächtnis. **Merkfähigkeitsstörungen** kann der Notarzt herausfinden, indem er prüft, ob sich der Patient neue Eindrücke über einen Zeitraum von 10 Minuten merken und ins Gedächtnis einprägen kann. Das Erscheinungsbild von Merkfähigkeits- und Gedächtnisstörungen kann sich in Form einer **Amnesie** äußern. Die Amnesie stellt eine Erinnerungslosigkeit dar, die retrograd, d.h. vor einem bestimmten Ereignis mit Bewusstlosigkeit (z.B. Verkehrsunfall), oder anterograd, d.h. nach einem Ereignis mit Bewusstlosigkeit, für einen bestimmten Zeitraum aufgetreten ist. Bei einer Amnesie muss der Notarzt differenzialdiagnostisch an ein Schädel-Hirn-Trauma, einen vorausgegangen zerebralen Krampfanfall oder an eine Intoxikation, z.B. durch Drogen, denken. Abzugrenzen von der Amnesie sind die Begriffe Zeitgitterstörungen, Konfabulationen und Paramnesien.

Zeitgitterstörungen treten auf, wenn eine mangelnde Zuordnung biografischer Ereignisse bei mnestisch gestörten Patienten erfolgt.

Konfabulationen stellen Erinnerungslücken dar, die der Patient, z.B. im Rahmen einer Korsakow-Psychose bei Alkoholkrankheit, mit Einfällen und Phantasien auffüllt und dabei von deren Realität überzeugt ist.

Der Sammelbegriff **Paramnesie** umfasst die folgenden Begriffe (Sass u. Hoff 2003):

- **Vermeintliches Wiedererkennen** bzw. vermeintliche Vertrautheit, d.h. das Erleben – oft mit dem Charakter der Gewissheit –, etwas Bestimmtes schon einmal gesehen, gehört, durchlebt zu haben ("Déja-vu-Erlebnis"),
- **Vermeintliche Fremdheit**, d.h. das Erleben, etwas objektiv Bekanntes noch nie wahrgenommen oder durchlebt zu haben ("Jamais-vu-Erlebnis"),
- **Ekmnesien** als Störung des Zeiterlebens bzw. der zeitlichen Einordnung, bei der die Vergangenheit als Gegenwart erlebt wird (z.B. bei seniler Demenz oder bei affektiven Ausnahmezuständen),
- **Hypermnesie** als ungewöhnliche, keineswegs immer positiv erlebte Steigerung der Erinnerungsfähigkeit (z.B. bei drogeninduzierten Psychosen oder Schizophrenien).

2.4 Denken und Sprechen

Bei den Denkstörungen werden formale und inhaltliche Denkstörungen unterschieden.

◼ Formale Denkstörungen

Bei den formalen Denkstörungen sind die Denkhemmung, Denkverlangsamung, das umständliche oder weitschweifende Denken, das eingeengte Denken, die Perseveration, das Grübeln, das Gedankendrängen, die Ideenflucht, das Vorbeireden, die Sperrung und das Gedankenkenabreißen, die Inkohärenz und Zerfahrenheit sowie die Neologismen zu nennen (Sass u. Hoff 2003).

- Bei der **Denkhemmung** sind die Gedanken und das Aussprechen von Gedanken deutlich gehemmt. Im Extremfall teilt der Patient dem Notarzt mit, dass er gar nicht mehr denken kann.
- Bei der **Denkverlangsamung** zeigt der Patient einen schleppenden und trägen Denkablauf in der Gesprächsführung.
- Weist der Patient einen umständlichen und **weitschweifenden Gedankenablauf** auf, so trennt er das Unwesentliche vom Wesentlichen nicht, wahrt jedoch inhaltlich den Gedankenzusammenhang.
- Trifft der Notarzt auf einen Patienten mit einem **eingeengten Denken**, so haftet der Patient an bestimmten Themen oder ist gedanklich auf wenige Zielvorstellungen fixiert.
- Bei der **Perseveration** haftet der Patient an zuvor gebrauchten Worten und Angaben, die im aktuellen Zusammenhang nicht mehr sinnvoll erscheinen und die Kommunikation wesentlich beeinträchtigen.

- Berichtet ein Patient über ein ständiges **Grübeln**, so ist er gedanklich mit unangenehmen Themen beschäftigt, die er nur schwer für längere Zeit gedanklich unterbrechen kann. Gelingt es ihm doch, so besteht ein erhöhter Leidensdruck. Grübeln könnte für den Notarzt ein Hinweis auf eine Zwangserkrankung sein.
- Berichtet ein Kranker über **Gedankendrängen**, so ist er sowohl angenehmen als auch unangenehmen Einfällen ausgesetzt.
- Bei der **Ideenflucht** springt der Patient von einem Thema auf das andere, führt zum Teil die angefangen Gedanken und Sätze nicht mehr vollständig zu Ende. In diesem Fall sollte der Notarzt an eine Manie denken.
- Bei einer **Sperrung** und beim **Abreißen der Gedanken** kommt es zum plötzlichen Abbruch eines sonst flüssigen Gedankenganges. In diesem Zusammenhang muss der Untersucher an eine Psychose z. B. aus dem schizophrenen Formenkreis oder an eine drogeninduzierte Psychose denken.
- Weiterhin muss diagnostisch an eine Psychose gedacht werden, wenn der Patient eine **Inkohärenz** und **Zerfahrenheit** in den Sätzen aufweist. Bei inkohärenten bzw. zerfahrenen Patienten beobachtet man Folgendes (Sass u. Hoff 2003):
  - Denken und Sprechen verlieren für den Untersucher ihren verständlichen Zusammenhang (Paralogik).
  - Im Extremfall sind Denken und Sprechen in einzelne, scheinbar zufällig durcheinander gewürfelte Sätze, Satzgruppen oder Worte fragmentiert (Paragrammatismus, Sprachzerfall).

Der **Denkzerfahrenheit** zugeordnete Phänomene sind:
- die Kontamination (Verschmelzung heterogener Sachverhalte),
- die Verdichtung (Zusammenziehen von mehreren, nicht unbedingt widersprüchlichen Ideen),
- die Entgleisung des Denkens (Abgleiten von der Hauptgedankenreihe auf Nebengedanken, die sich ungeordnet in die Hauptreihe hineindrängen),
- die Sprunghaftigkeit und
- die „Verschrobenheit" des Denkens.
- Die Verwendung von **Neologismen**, d. h. Wortneuschöpfungen, kann ein Hinweis auf eine Erkrankung aus dem schizophrenen Formenkreis sein.

▪ Inhaltliche Denkstörungen

Zu den inhaltlichen Denkstörungen können der Wahn und die Halluzinationen gezählt werden.

Beim **Wahn** handelt es sich um eine Fehlbeurteilung tatsächlich realer Phänomene, wobei die Patienten meist durch nichts von ihrer Deutung ab-

2

zubringen sind. Beispiel: Ein Auto mit einer Radioantenne fährt vor einem Patienten. Dieser ist überzeugt, er werde durch den Fahrer dieses Fahrzeugs abgehört. Wahnthemen können Beziehungswahn und Verfolgungswahn sein. Beide Wahnformen können bei einer drogeninduzierten Psychose oder bei einer Schizophrenie auftreten. Der Eifersuchtswahn dagegen kann sich bei einer chronischen Alkoholkrankheit, der Schuldwahn sowie der Verarmungswahn können sich bei einer Depression manifestieren.

Halluzinationen beschreiben Wahrnehmungserlebnisse ohne physikalische Reizquelle, die auf jedem Sinnesgebiet auftreten können. Meist trifft der Notarzt auf Patienten die über optische oder akustische Halluzinationen klagen. Manchmal berichten Patienten aber auch über sog. Zönästhesien (Körperhalluzinationen), gustatorische Halluzinationen (Geschmackshalluzinationen) oder über olfaktorische Halluzinationen (Geruchshalluzinationen). Halluzinationen treten meist im Rahmen einer Psychose oder einer wahnhaften Depression auf. Optische Halluzinationen können auch einen Hinweis auf ein Delir z. B. bei Alkoholabhängigkeit geben. Akustische Halluzinationen können auf eine Alkoholhalluzinose hindeuten.

2.5 Bewusstseins- und Orientierungsstörungen

Bewusstseinsstörungen sind stets Störungen des gesamten Erlebens und Verhaltens (Sass u. Hoff 2003). Als Ausdruck dafür gelten Störungen der Aktivität, der Klarheit und Zielgerichtetheit in der Zuwendung zur Umwelt, der Aufmerksamkeit, der Sinneswahrnehmung im engeren Sinne, der Ansprechbarkeit, der thematischen Fixierbarkeit, der Reagibilität auf Umweltreize sowie der Orientierung des Denkens, Wollens und Handels auf personal verankerte und ausgerichtete Ziele. Bei den Bewusstseinsstörungen muss der Notarzt quantitative und qualitative Bewusstseinsstörungen unterscheiden.

Unter **quantitativen Bewusstseinsstörungen** wird eine Bewusstseinsverminderung mit Störung der Vigilanz verstanden, die von der Benommenheit über die Somnolenz und den Sopor bis hin zum Koma reichen kann. Bewusstseinseintrübung, Bewusstseinseinengung und Bewusstseinsverschiebung werden zu den **qualitativen Bewusstseinsstörungen** gezählt:

- Die **Bewusstseinstrübung** beschreibt eine Beeinträchtigung der Bewusstseinsklarheit, d. h., hier ist die Fähigkeit beeinträchtigt, verschiedene Aspekte der eigenen Person und der Unwelt zu verstehen, sinnvoll miteinander zu verbinden und sich entsprechend mitzuteilen und zu handeln.
- Bei der **Bewusstseinseinengung** liegt eine Fokussierung des aktuellen Feldes auf wenige Themen vor.

- Die **Bewusstseinsverschiebung** geht mit einer Steigerung der Wachheit, mit einer intensiveren Wahrnehmung von Raum, Zeit und verschiedenen Sinnesempfindungen einher. Sie tritt z. B. bei Intoxikationen mit Halluzinogenen oder Ecstasy auf. Ein Auftreten bei schizophrenen und affektiven Psychosen ist ebenfalls möglich.

Orientierungsstörungen können zu Zeit, Ort, Person und zur Situation auftreten. Dies kann z. B. der Fall bei einer Demenz oder einer drogeninduzierten Psychose sein.

2.6 Affektivität und Antrieb

Die **Affektivität** beschreibt die „Stimmung" des Notfallpatienten. Diese unterliegt nicht selten einer Tagesrhythmik und ist meistens abends besser („Morgentief"). Die Stimmungslage kann sich in Niedergeschlagenheit, Depressivität und Hoffnungslosigkeit, Gefühllosigkeit, Anhedonie, Affektstarre und Affektarmut sowie in Form von Rastlosigkeit, Euphorie und Dysphorie, innerer Unruhe und Klagsamkeit sowie in Form von Insuffizienzgefühlen, Schuld- und Verarmungsgefühlen äußern.

Affektive Krankheitsbilder begegnen dem Notarzt bei manisch-depressiven Erkrankungen, aber auch bei Patienten mit drogeninduzierten Psychosen, Schizophrenien, Alkoholkrankheiten, Essstörungen und Persönlichkeitsstörungen (z. B. dissoziale oder depressive Persönlichkeitsstörung). Die Affektivität kann mit einem gesteigerten oder einem reduzierten Antrieb einhergehen.

Die einzig umfassende aktuelle Beschreibung des **Antriebs** liefert das Arbeitsbuch der Arbeitsgemeinschaft für Methodik und Dokumentation in der Psychiatrie (AMDP). Hier wird Antrieb als „vom Willen weitgehend unabhängig wirkende belebende Kraft" definiert, „die die Bewegung aller seelischen Funktionen hinsichtlich Tempo, Intensität und Ausdauer bewirkt. Der Antrieb unterhält somit Lebendigkeit, Schwung, Initiative, Zuwendung, Aufmerksamkeit, Tatkraft und Unternehmungsgeist (Pajonk 2004).

2.7 Ich-Erleben

Ich-Störungen sind Störungen in der subjektiven Wahrnehmung der eigenen Person, der Umwelt und der Beziehung dieser beiden Bereiche zueinander (Sass u. Hoff 2003). Sie wurden von Kurt Schneider zu den „Symptomen ersten Ranges" für die Schizophrenie-Diagnose gezählt, kommen aber auch bei exogenen Psychosen vor. Sie werden unterteilt in:

2

- **Gedankenausbreitung**: Damit ist gemeint, dass die Gedanken nicht mehr dem Patienten alleine gehören, sondern dass andere daran Anteil haben und wissen, was der Patient denkt (sog. Gedankenlesen).
- **Gedankenentzug**: Dieser beschreibt, dass Patienten über ein „Wegnehmen" eigener Gedanken berichten.
- **Gedankeneingebung**: Bei der Gedankeneingebung schildert der Patient das Implantieren fremder Gedanken und Vorstellungen in das eigene Erleben im Sinne einer von außen gesteuerten Beeinflussung und Lenkung.

2.8 Intelligenz

Im Rettungsdienst trifft der Notarzt auf Menschen mit unterschiedlichem Ausprägungsgrad der Intelligenz. Intelligenztestungen können bei Notfallpatienten aufgrund von Zeitmangel nicht durchgeführt werden und besitzen in der präklinischen Notfallmedizin einen untergeordneten Stellenwert. Eine allgemeinverbindliche Definition von Intelligenz gibt es nicht. Sicher ist aber, dass Intelligenz mehr ist als die Summe einzelner kognitiver Funktionen und insoweit nur vor dem Hintergrund eines umfassenden psychopathologischen Befundes beurteilt werden kann. Intelligenz kann als „ein hypothetisches Konstrukt betrachtet werden, als zusammengesetzte globale Fähigkeit eines Individuums, zielgerichtet zu handeln, rational zu denken und sich wirkungsvoll mit seiner Umwelt auseinanderzusetzen", also als die Befähigung, die Welt zu verstehen, sich in ihr zurechtzufinden und in ihr eigene Pläne und Vorstellungen zu verwirklichen (Wechsler 1939). Green bezeichnet Intelligenz schlicht als die allgemeine neurokognitive Leistungsfähigkeit (Green et al. 1998).

■ Literatur

Arbeitsgemeinschaft für Methodik und Dokumentation in der Psychiatrie (AMDP). Das AMDP-System, 7. Aufl. Göttingen: Hogrefe; 2000.

Dilling H, Reimer C, Arolt V. Basiswissen Psychiatrie und Psychotherapie. Berlin – Heidelberg – New York: Springer; 2001:24–44.

Green MF, Marder SR, Glynn SM, Mc Gurk SR, Wirshing WC, Wirshing DA, Leberman RP, Mintz J. The neurocognitive effects of low-dose haloperidol: A two-year comparison with risperidone. Biol Psychiat. 2002;51:972–8.

Pajonk FG. Der Antrieb – Stellenwert einer psychischen Grundfunktion in der Psychiatrie, Psychologie und Philosophie. Nervenheilkunde. 2004;23:581–7.

Sass H, Hoff P. Deskriptiv-psychopathologische Befunderhebung. In: Möller HJ, Laux G, Kapfhamer HP (Hrsg). Psychiatrie und Psychotherapie. Berlin – Heidelberg – New York: Springer; 2002:382–99.

Volz HP. CME Schizophrenie und bipolare Störungen. Stuttgart: Thieme; 2005.

Wechsler D. Measurement of adult intelligence. Baltimore: Williams & Wilkins; 1939.

3 Krisenintervention

Psychologisches Wissen und psychotherapeutisches Vorgehen sind nach Einschätzung von Notärzten und Rettungsfachpersonal neben rein psychiatrischen Notfällen auch bei der primär somatischen Versorgung in ca. 30–40 % aller Einsätze erforderlich, etwa bei „schwierigen", wenig oder gar nicht kooperierenden Patienten oder bei der unmittelbaren Betreuung von Notfallpatienten und deren Angehörigen in emotional belastenden Ausnahmesituationen (z.B. nach einer Reanimation). Allerdings ist die notärztliche und rettungsdienstliche Ausbildung in diesem Punkt als defizitär zu betrachten. Umso wichtiger ist es, im Rahmen von Fort- und Weiterbildungsmaßnahmen eine Systematik zu entwickeln, die es dem Notarzt und auch dem nichtärztlichen Personal erlaubt, innerhalb der knapp bemessenen Zeit die Situation „richtig" einzuschätzen und darauf basierende adäquate Maßnahmen zur Krisenintervention einzuleiten. In Abb. 3.1 wird schematisch dargestellt, welche Beurteilungen im Notfalleinsatz bei psychisch auffälligen Patienten vorgenommen werden sollten und welche Entscheidungen zu berücksichtigen sind (D'Amelio et al. 2006).

Unabhängig davon, ob eine schwere psychiatrische Erkrankung oder einer akute psychosoziale Krise vorliegt, geht es in beiden Fällen um die Beurteilung einer aktuell gegebenen Gefährdung und Behandlungsnotwendigkeit sowie die psychische Stabilisierung des Patienten. Die der Akutsituation angepasste Krisenintervention im Rahmen eines Notfalleinsatzes bietet sich hier als probates Mittel an. Voraussetzung ist allerdings ein Wissen über die Charakteristika psychiatrischer Symptome, psychischer Krisen und die Ansatzpunkte und Methoden, um eine adäquate psychologische „Erste Hilfe" leisten zu können. Neben einer „psychotherapeutischen" Krisenintervention müssen dabei auch – gleichzeitig oder aufeinander folgend – angemessene Maßnahmen der somatischen Krankenversorgung oder der „medikamentösen" Krisenintervention im Sinne einer psychopharmakologischen Akutbehandlung durchgeführt werden (s. Kap. 4 *Pharmakotherapie*).

3

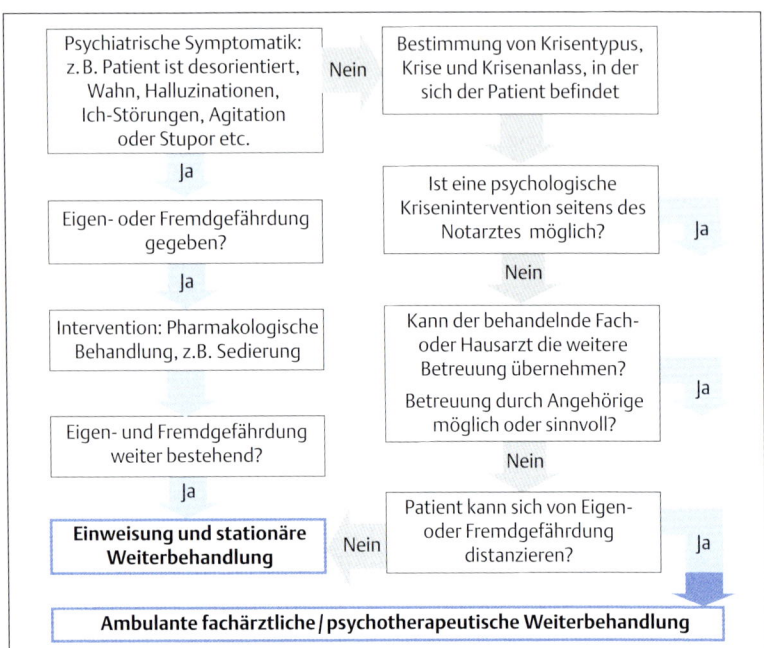

Abb. 3.**1** Handlungsorientierung im Einsatz bei psychisch auffälligen Patienten (D'Amelio et al. 2006).

3.1 Der Krisen-Begriff

Umgangssprachlich bezeichnet der Begriff „psychische Krise" den Höhe- bzw. Kumulationspunkt einer gefährlichen Entwicklung, Zuspitzung oder Verschärfung in einem gesellschaftlichen oder individuellen Kontext. Viele Definitionen enthalten folgende gemeinsamen Merkmale (Berger u. Riecher-Rössler 2004):

- Eine psychische Krise ist eine psychische Notsituation.
- Diese steht in Zusammenhang mit einem emotional bedeutsamen Ereignis oder mit einer bedeutsamen Veränderung der Lebensumstände.
- Es handelt sich dabei um einen akuten, zeitlich begrenzten Zustand,
- der momentan die Bewältigungsmöglichkeiten des Betroffenen übersteigt und deshalb mit Kontrollverlust verbunden sein kann,
- in dem beim Betroffenen sehr starke Emotionen auftreten können und
- in dem die Gefahr besteht, dass der Betroffene sich selbst oder anderen schweren Schaden zufügt.

Für die Betroffenen geht eine psychische Krise oft mit einer Selbstwert- oder Selbstkonsistenz-Bedrohung und einem Orientierungsverlust einher. Die Krise interferiert mit zentralen Zielen und Anliegen der Person und oftmals kommt es zur Reaktivierung von früheren, nicht bewältigten Ereignissen.

Auslöser für eine psychische Krise können sowohl äußerlich wie auch innerlich sein. Es kann sich um kurzfristige heftige oder über längere Zeit andauernde kumulierende Belastungen handeln, bei denen zu einem bestimmten Zeitpunkt die individuellen Kompensationsmöglichkeiten überschritten werden.

Kritische Lebensereignisse sind die typischen Auslöser einer psychischen Krise. Dabei kann es sich um lebens- oder andere, die Existenz bedrohende Ereignisse handeln (wie etwa Natur- oder technische Katastrophen, mit z.B. Feuer, Wasser, Chemie), Gewaltverbrechen (Überfall, Vergewaltigung, Geiselnahme), drohende oder eingetretene Verluste von Angehörigen (schwere Erkrankungen, Tod, Unfälle), psychosoziale Bedrohungen (Arbeitsplatzverlust, Verlust von Eigentum) und gravierende Bedrohungen des Selbstwertgefühls (z.B. partnerschaftliche Kränkungen und Konflikte, Statusverlust).

Allen gemeinsam ist, dass sie von der Person als Einschnitte, Übergänge oder Zäsuren im Lebenslauf betrachtet und im Rahmen der bisherigen individuellen gewohnten Problembewältigungsstrategien nicht gelöst werden können. Das Erleben des Versagens von gewohnten und bewährten Bewältigungsstrategien bei einem als bedrohlich erlebten (und damit vom Patienten Handlung erfordernden) Ereignis führt beim betroffenen Individuum zu einer erhöhten psychischen Labilität, Suggestibilität und somatischen Reaktionsbereitschaft bis hin zu manifesten psychopathologischen Symptomen. Wesentlich für das Auftreten einer psychischen Krise ist demnach der Anlass. Nach dem transaktionalen Modell von Lazarus (Lazarus 1966) erfordert eine erfolgreiche Krisenbewältigung vom Patienten deshalb eine (ggf. psychotherapeutisch unterstützte) funktionale Neubewertung des Krisenanlasses und eine optimistischere Einschätzung der zur Verfügung stehenden individuellen und sozialen Ressourcen zur Bewältigung oder Kompensation der Krise.

3.2 Krisentypen

Krisen im Rahmen von Lebensveränderungen

Lebensveränderungskrisen sind dadurch gekennzeichnet, dass ihr „kritischer Zustand" erst nach einer längeren Phase erreicht wird. Auslöser sind meist Veränderungen im sozialen Lebensraum eines Menschen (z.B. Verlassen des

3

Elternhauses, Heirat, Geburt eines Kindes, Berentung, Trennung, Verlust des Partners, Wohnortwechsel, Arbeitslosigkeit, Unterbringung in einem Altersheim), biologische Entwicklungsprozesse (z. B. Pubertät, Menopause, Krankheit, Behinderung) oder andere Übergangs- oder Ausnahmesituationen. Ihre Bewältigung läuft nach dem in Abb. 3.**2** dargestellten Modell ab.

Die Bewältigung der Krise kann durch das Scheitern von Bewältigungsversuchen zusätzlich erschwert, die Labilisierung des Betroffenen und die Krise können aggraviert werden. Die Überzeugung, „versagt" zu haben (→ internale Attribution) oder ein „Opfer" des Fehlverhaltens anderer oder widriger Lebensumstände zu sein (→ externale Attribution), behindern eine funktionale Bearbeitung oder Auflösung der Krise.

> **Ziel der Krisenintervention** bei durch Lebensveränderungen ausgelösten Krisen ist die Bestätigung des Betroffenen in der Bedeutsamkeit des Ereignisses für seine Person und im Verständnis für seine „Gefühlsturbulenzen". Der Patient sollte ermutigt werden, sich psychotherapeutische Unterstützung zu suchen, um bei der Bearbeitung des Krisenanlasses und der Einleitung einer Anpassung an die veränderten Lebensumstände unterstützt zu werden. Bei Eigen- oder Fremdgefährdung steht der Schutz des Patienten oder seines Umfelds an erster Stelle.

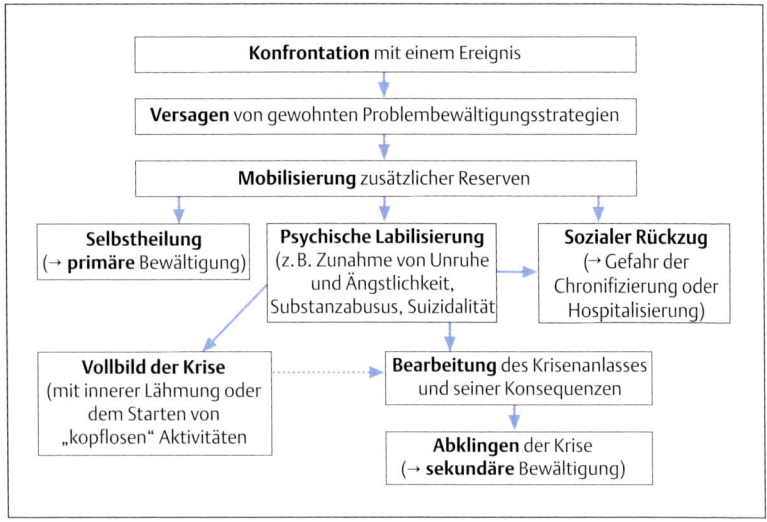

Abb. 3.**2**   Phasenmodell der Lebensveränderungskrise nach Caplan (Caplan 1964).

Traumatische oder situative Krise

Traumatische oder situative Krisen treten meist nach plötzlichen und zumeist unvorhergesehenen Schicksalsschlägen (z.B. Krankheit, Invalidität, Verlust [Tod, Trennung, Kündigung], sexuelle Gewalt, Misshandlung) auf.

Dem Ereignis folgt häufig eine wenige Momente bis Tage andauernde **Schockreaktion**, die durch Spannung und reduzierende Abwehrmechanismen charakterisiert ist. Die Betroffenen versuchen zunächst das Ereignis durch Verleugnung und Verdrängung zu überwinden. Es herrscht ein „inneres Chaos" mit Apathie oder völliger Lähmung, aber auch mit heftigen dysphorischen Gefühlsausbrüchen.

In der **Reaktionsphase**, die sich über Tage bis Monate anschließt, können sich affektive Turbulenzen oder Apathie, jeweils mit schweren körperlichen Begleitsymptomen, abwechseln. Das Risiko für eine Fehlanpassung mit Alkohol-, Drogen-, Medikamentenmissbrauch und das Suizidrisiko sind in dieser Phase am höchsten. Die Krise kann in dieser Phase im Sinne einer Anpassungsstörung chronifizieren.

Die Phase der **Neuorientierung** kann durch das Aufarbeiten des Krisenanlasses und durch Aufzeigen von schnell einsetz- und umsetzbaren Bewältigungsfertigkeiten schließlich zu einer Bewältigung der Krise und einer Neuorientierung führen (Abb. 3.**3**). Wichtig hierfür sind auch neue unterstützende Beziehungen.

> **Ziel der Krisenintervention** bei traumatischen Krisen ist zunächst die Senkung der psychophysiologischen Anspannung bzw. des Stressniveaus des Patienten. Auch wenn keine Eigen- oder Fremdgefährdung vorliegt, sollte der Patient anschließend dazu ermutigt werden, sich in psychotherapeutische Behandlung zur Bewältigung des Krisenanlasses zu begeben.

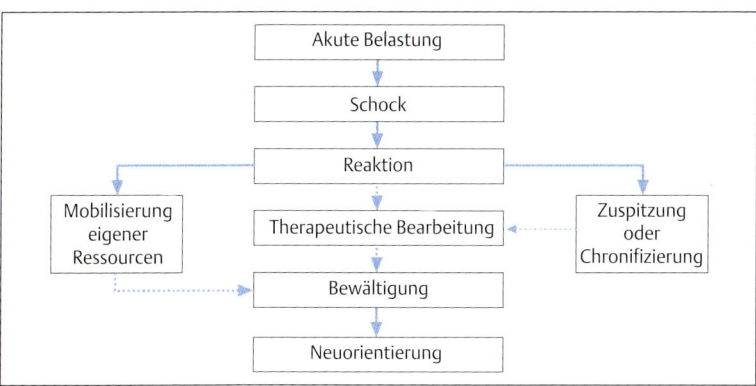

Abb. 3.**3**   Phasenmodell der traumatischen Krise nach Cullberg (Cullberg 1978).

■   Krisen bei psychisch vorbelasteten Patienten

Der Begriff Krise beschreibt heute – in einem erweiterten Sinn – neben dem emotionalen „Ausnahmezustand" bei (zuvor) psychisch unauffälligen Personen auch die drohende Dekompensation einer manifesten oder die Exazerbation einer (teil-)remittierten psychischen Störung, also eine Akutsymptomatik bei psychisch vorerkrankten Patienten.

Psychisch vorerkrankte Patienten verfügen infolge ihrer meist reduzierten Bewältigungsstrategien über eine erhöhte Vulnerabilität bei Anlässen, die zu einer psychischen Krise führen können. Bei diesen Patienten ist eine rasche Entlastung auch deshalb besonders wichtig, damit die Grunderkrankung nicht wieder oder nicht weiter ausbricht.

> Die psychiatrische Grunderkrankung ist in die Planung der Behandlung unbedingt mit einzubeziehen, um weiteren Schaden von dem Patienten und seinem Umfeld abzuwenden. Zur optimalen Versorgung dieser Patienten sollten sie zur weiteren Krisenintervention und Behandlung der psychiatrischen Grunderkrankung in eine Klinik für Psychiatrie und Psychotherapie gebracht werden. Bei jedem Notarzt- und Rettungsdiensteinsatz mit psychisch auffälligen Patienten sollte deshalb nach vorbestehenden psychiatrisch relevanten Erkrankungen gefragt werden.

3.3   Grundlagen der psychologischen Krisenintervention

Unter Krisenintervention versteht man jede Form von psychosozialer Betreuung und Behandlung, die in engem zeitlichem Zusammenhang mit einem Krisenanlass steht.

Der psychologischen „Erste Hilfe" sind dabei Grenzen gesetzt. Durch die professionelle Krisenintervention, die primär auch durch den Notarzt und das Rettungsfachpersonal geleistet werden kann, soll

- eine weitere Eskalation der Krise unterbunden,
- eine sofortige Entlastung induziert, Symptome des Patienten auf ein erträgliches Maß reduziert,
- der Patient damit psychophysiologisch stabilisiert,
- die Rückkehr des Patienten zu einer normalen Funktionsfähigkeit ermöglicht oder für eine weitergehende Unterstützung in einem ambulanten oder stationären Setting gesorgt und
- damit (weitere) psychische, körperliche und soziale Folgeschäden bei den Betroffenen und ihrem sozialen Umfeld abgewehrt werden.

3

Eine Krisenintervention im Notarzt- und Rettungsdienst ist demnach auf die **unmittelbare Stabilisierung** des Patienten ausgerichtet. In der Akutsituation werden an sie folgende Anforderungen gestellt (Berger et al. 2004):

- schneller Beginn,
- zeitliche Begrenzung der Intervention,
- Sicherheit für Betroffene und Umfeld gewährleisten,
- bei Selbst- oder Fremdgefährdung eine rasche interdisziplinäre Zusammenarbeit (Psychotherapeut, Arzt, Rettungskräfte, Polizei) herstellen,
- den Behandlungsfokus auf die aktuelle krisenauslösende Situation und/oder Krisenauslöser richten,
- rasche Linderung krisenbedingter psychosozialer Leidenszustände,
- Ressourcen des Patienten und seines sozialen Umfeldes nutzen,
- flexible therapeutische Haltung, von Zuhören bis zu direktiver Gesprächsführung bzw. aktivem Handeln, je nach Zustand des Patienten,
- transparentes, nachvollziehbares und eindeutiges therapeutisches Vorgehen mit klarer Kommunikation.

Der **Ablauf einer Krisenintervention** lässt sich in 4 Phasen unterteilen (Tab. 3.**1**). Einen differenzierteren Ablaufplan für das Vorgehen im Rahmen einer psychologischen Krisenintervention bietet das **„BELLA"-Konzept** (Sonneck 2000) (Tab. 3.**2**):

Tabelle 3.**1**   Ablauf einer Krisenintervention

---

1. Beurteilung der Situation und der Befindlichkeit des Patienten:
Im Mittelpunkt der Beurteilung stehen dabei die *unmittelbaren* internen und externen Auslöser der Krise mit Fokus auf die aktuellen Schwierigkeiten. Biografische Daten werden nur herangezogen, wenn sie direkt auf die akute Situation einwirken. Auch die bisherigen Lösungsversuche sollten eruiert werden. Wichtig: Selbst- und Fremdgefährdung einschätzen!

2. Planung der Krisenintervention:
Diese muss kurzfristig umsetzbar sein und zu einer unmittelbaren Stabilisierung des Patienten führen. Dabei gilt es die Ressourcen des Patienten und seines sozialen Umfeldes zu berücksichtigen.

3. Durchführung der Krisenintervention:
Diese muss als Ziel die Symptomverminderung und die ausreichende Stabilisierung des Patienten haben.

4. Abschluss der Krisenintervention:
Es erfolgt eine Bewertung und vorausschauende Planung. Nächste Schritte: Überweisung an spezialisierte Institutionen, Vereinbarung von stabilisierenden Maßnahmen unter Einbezug des sozialen Kontexts des Patienten.

Tabelle 3.**2**   Das BELLA-Konzept (Sonneck 2000)

B	E	L	L	A
Beziehung aufbauen	Erfassen der Situation	Linderung der Symptome	Leute/ Dinge einbeziehen, die unterstützen	Abschluss

B – Beziehung aufbauen

Eine tragfähige (Arbeits-)Beziehung zum Patienten schafft günstige Rahmenbedingungen zur adäquaten Einschätzung der Krise und für die nachfolgende Krisenintervention. Durch nonverbale (z.B. sich hinsetzen, Augenkontakt herstellen, Nicken) und verbale Kommunikation (z.B. „Ich merke, dass es Ihnen nicht gut geht – ist das schon länger so?; „Sie wirken auf mich sehr nervös – bitte erzählen Sie mir, was nicht in Ordnung ist"; affirmative Äußerungen, z.B. „ah ja", „ach so ist das", „ich verstehe") sollte Gesprächs- und Hilfsbereitschaft signalisiert werden. Ziel ist es, dem Patienten nicht als Eindringling, sondern als Verbündeter in einer gemeinsam zu lösenden Aufgabe zu begegnen.

Schlecht für den Aufbau einer tragfähigen Beziehung ist, wenn der Eindruck entsteht, gehetzt zu sein oder unter Zeitdruck zu stehen. Da im Notfalleinsatz das Zeitkontingent aus verschiedenen Gründen nicht unendlich groß ist, muss eine Krise, die sich vor Ort nicht managen lässt, bedarfsgerecht stationär weiterbehandelt werden. Dabei erhöht eine gute Beziehung zwischen Arzt und Patient die Wahrscheinlichkeit, dass ein Transport zur stationären Weiterbehandlung im Konsens mit dem Patienten und seinem sozialen Umfeld durchgeführt werden kann.

E – Erfassen der Situation

Mittels genauer Beobachtung, geschickter Gesprächsführung und detaillierter Fragen sollte im zweiten Schritt des Krisen-Assessments versucht werden, einen möglichst genauen Überblick über die Auslöser der psychischen Krise, das Befinden des Patienten und seines sozialen Umfelds sowie mögliche weitere positive oder negative Einflüsse auf die momentane Krise zu bekommen (Tab. 3.**3** und 3.**4**). Ebenfalls sollten die individuellen Bewältigungs-Ressourcen des Patienten mittels der in Tab. 3.**5** genannten Fragen identifiziert und eine mögliche Eigen- oder Fremdgefährdung abgeschätzt werden.

Verhalten bei Selbstgefährdung: Eine der wichtigsten Einschätzungen des Notarztes im Rahmen eines jeden Notarzteinsatzes mit psychiatrischen Krankheitsbildern ist die Abschätzung der akuten Suizidalität. Die Wahrscheinlichkeit für suizidales Handeln kann mittels genauer Fragen und anhand von Risikofaktoren ermittelt werden (s. Kap. 7 *Suizidalität*). Bei Zweifeln über

Tabelle 3.**3** Typische Fragen, die einen Überblick über die Auslöser der psychischen Krise und deren Auswirkungen auf die Befindlichkeit des Patienten und seines sozialen Umfeldes ermöglichen (D'Amelio et al. 2006)

- *„Seit wann besteht dieses Problem und seit wann ist es so schlimm wie jetzt?"*
- *„In welchen Lebensbereichen äußert sich dieses Problem?" Betrifft es alle Lebensbereiche?"*
- *„Wer außer Ihnen ist noch davon betroffen?"*
- *„Was hat diese Krise ausgelöst?"*
- *„Was alles hat das Ganze verschlimmert?", „… jetzt zum Überkochen gebracht?"*
- *„Was davon belastet Sie am meisten?"*
- *„Was befürchten Sie, könnte deshalb passieren?"*
- *„Wer könnte noch gut darüber Auskunft geben?", „Wer weiß noch darüber Bescheid, wie es Ihnen geht, …. wie es dazu gekommen ist?"*
- *„Wie geht es Ihnen jetzt seelisch?", „Welche Gedanken gehen Ihnen durch den Kopf? Wie geht es Ihnen gefühlsmäßig? Wie fühlen Sie sich körperlich? Wie verhalten Sie sich und wie reagiert ihr Umfeld darauf?"*

Tabelle 3.**4** Typische Fragen zu beeinträchtigenden Faktoren, die einen Einfluss auf den Verlauf oder das Ausmaß der aktuellen Krise haben (D'Amelio et al. 2006)

- *„Nehmen Sie zurzeit Medikamente oder Drogen ein? Welche?"*
- *„Waren Sie schon einmal in nervenärztlicher oder psychotherapeutischer Behandlung? Wegen welchen Problems? Bei wem?"*
- *„Haben Sie soziale Sorgen? (z. B. zwischenmenschliche Konflikte, Schulden, anhängende Gerichtsverfahren, Arbeitslosigkeit, drohender Verlust der Wohnung)"*
- *„Wo wohnen Ihre nächsten Verwandten oder gute Freunde? Sind diese zu erreichen? Könnten diese Ihnen jetzt beistehen und bei Ihnen sein?"*
- *„Sind Sie zurzeit für jemanden verantwortlich? Für wen? Fühlen Sie sich aktuell dieser Aufgabe gewachsen?"*

Tabelle 3.**5** Typische Fragen, die einen Überblick über Ressourcen und Bewältigungskompetenzen des Patienten ermöglichen (D'Amelio et al. 2006)

- *„Was haben Sie bisher unternommen, um sich selbst zu helfen, … zu unterstützen?"*
- *„Haben Sie schon einmal eine ähnlich schwierige Situation gemeistert? Was hat Ihnen damals geholfen?"*
- *„Wer hat Ihnen bisher bei solchen Problemen geholfen?"*
- *„Wann ist es Ihnen zum letzten Mal gut gegangen? Was haben Sie da gemacht? Was hat Ihnen da gut getan?"*
- *„Was tun Sie üblicherweise, um sich abzureagieren, … zur Ruhe zu kommen, … sich zu entspannen, … neue Kraft zu schöpfen?"*
- *„Kennen Sie jemanden, der in einer vergleichbaren Krise steckte? Wie hat er diese Krise bewältigt, … besser ausgehalten?"*

3

eine mögliche Selbstgefährdung sollte stets die für Notarzt und Patient sichere Variante, die Einweisung in eine Klinik für Psychiatrie und Psychotherapie, erfolgen.

Verhalten bei Fremdgefährdung: Eine gute Beobachtungsgabe ist bei der Abschätzung der akuten Fremdgefährdung, die von einem Patienten ausgeht, gefragt. Hinweise auf Fremdgefährdung sind Zeichen abgelaufener Gewalt, Waffen, beschädigte Einrichtungsgegenstände, verletzte und/oder verängstigte Personen. Vorsicht ist geboten, wenn Konfliktbeteiligte verbalen Interventionen gegenüber nicht zugänglich sind, Anweisungen nicht befolgen, Grenzsetzungen nicht respektieren oder das Trennen von Konfliktparteien nicht toleriert wird. Sieht sich ein Notarzt in einem Raum mit einem fremdgefährlichen Patienten, so sollte in dieser Situation das Augenmerk auf Gegenstände gerichtet werden, die sich als Waffe eignen, es sollten Fluchtwege und Helfer gesucht werden. In jedem Fall sollte bei Anzeichen für fremdgefährliches Verhalten die Polizei hinzugezogen werden. Der Eigenschutz hat stets Vorrang. Näheres findet sich in Kap. 6 *Erregungszustände*.

L – Linderung der Symptome
In diesem Schritt des Krisen-Assessments geht es in erster Linie darum, die massive psychische Anspannung des Patienten und die in der Krise auftretenden negativen Emotionen auf ein für ihn erträgliches Maß zu reduzieren. Emotionale Belastung und übermäßige Anspannung stellen eine potenzielle Gefahrenquelle für fremd- oder selbstgefährdende Handlungen dar. Da der Patient in der Regel diese heftigen Gefühle aus eigener Kraft nur schwer auf eine für ihn unschädliche Art und Weise „abreagieren" kann, sollte die Klärung der inneren Befindlichkeit und nachfolgend die Verbalisierung bzw. Expression von Gefühlen durch den Notarzt ermöglicht, begleitet und unterstützt werden.

Folgende Formulierungen können hilfreich sein, den Gefühlsausdruck zu unterstützen:
- *„Sie sind jetzt/noch vollkommen überwältigt."*
- *„Sie haben im Moment noch keine Worte für das, was in Ihnen vorgeht."*
- *„Ich denke, das hat Sie tief bewegt, … verunsichert, … aufgewühlt.*
  Erzählen Sie mir mehr darüber, ich glaube, das würde Ihnen jetzt gut tun."

Schildert der Patient die ihn quälenden Gefühle nur vage, so kann durch Nennung unterschiedlicher Emotionen die emotionale Befindlichkeit des Patienten geklärt werden: *„Ich denke, Sie sind jetzt gerade sehr wütend, … ängstlich, … traurig, … Lassen Sie es ruhig heraus, das ist in Ordnung."*

Nach Klärung der emotionalen Befindlichkeit des Patienten sollte dieser durch das Zeigen von Verständnis für seine Reaktion gestützt werden.

Als erster Schritt zu einer emotionalen Entlastung kann es nötig sein, für eine abgeschirmte, reizarme Gesprächsumgebung zu sorgen oder dem Patienten die Möglichkeit zu geben, sich durch Bewegung abzureagieren. Dabei sollte der Patient aber nicht unbeobachtet bleiben.

Art und Schwere der emotionalen Belastung hängen stets von der subjektiven Realität des Patienten und von seiner Bewertung dieser Situation ab. Dysfunktionale Bewertungen und Einstellungen des Patienten sollten erkannt und nach Möglichkeit korrigiert werden. Die krisenbezogenen Kognitionen eines Patienten können nach dem **„ABC-Modell"** erklärt werden. Danach hängen die emotionalen und Verhaltenskonsequenzen eines Menschen nicht unmittelbar von einem Auslöser selbst, sondern mehr von der inneren Bewertung dieses Auslösers ab (Ellis 1977). So kann der Verlust des Arbeitsplatzes (activating situation = A) zur Überzeugung führen, versagt zu haben oder gescheitert zu sein (beliefs = B), was wiederum zu Angst, Scham und z. B. zur Planung suizidaler Handlungen führen kann (consequences = C).

> Dysfunktionale Kognitionen sind maßgeblich am Ausmaß und der Aufrechterhaltung einer Krise beteiligt und sollten deshalb gezielt erfragt werden. Typische Fragen könnten lauten:
> - *„Welche Gedanken gingen Ihnen damals* (beim Krisenanlass) *durch den Kopf?"*
> - *„Was für Befürchtungen hatten Sie in dem Moment? Was haben Sie sich vorgestellt, was passieren könnte?"*
> - *„Was haben Sie in dem Moment zu sich selbst gesagt? Haben Sie in der Situation versucht, sich mit Gedanken oder Selbstgesprächen zu beeinflussen? Mit welchem Erfolg?"*
> - *„Was geht Ihnen jetzt durch den Kopf, wenn Sie an diese Situation denken?"*

Durch die Klärung dysfunktionaler Kognitionen kann dem Patienten verständlich gemacht werden, warum er so heftig auf die auslösende Situation reagiert. Durch diese Einsicht kann bereits eine emotionale Entlastung erfolgen. In einem weiteren Schritt kann versucht werden, eine Neubewertung der Situation zu erreichen, in der der Krisenauslöser zwar einen heftigen Einschnitt in das Leben des Patienten darstellt, dessen Folgen aber weit weniger dramatisch sind, als der Patient das vorher glaubte.

3

Um den Patienten dabei zu unterstützen, das Ganze „mit neuen Augen zu sehen", kann es hilfreich sein, folgende Fragen zu stellen:

- *„Haben Sie schon einmal eine ähnlich schwere Situation gemeistert? Wie?"*
- *„Was würden Sie zu einem Freund sagen, der sich in einer ähnlichen Situation wie Sie jetzt befindet?"*
- *„Was würden Sie gerne später, morgen oder in einem Monat oder in einem Jahr über diese Situation denken?"*
- *„Was denkt einer, der das Ganze besser verkraftet?"*

L – Leute/Dinge einbeziehen, die unterstützen

In diesem Schritt des Krisen-Assessments geht es darum, die emotionale Anspannung des Patienten durch weitere Unterstützung zu lindern. Dem Wunsch nach Gesellschaft sollte durch das Kontaktieren von Bezugspersonen (Freunde, Familie) nachgekommen werden, auch um eine kontinuierliche Betreuung des Patienten über den Notfalleinsatz hinaus zu gewährleisten. Je nach Situation ist es empfehlenswert, Notfallseelsorger oder Kriseninterventionsteams zu aktivieren. Beruhigend für die Patienten kann auch die Gewissheit sein, im Falle einer erneuten Zuspitzung der Krise schnell telefonische Hilfe zu bekommen. Auch die Möglichkeit einer psychopharmakologischen Versorgung sollte beim Wunsch nach Schlaf, Vergessen und Ruhe in Betracht gezogen werden. Allerdings sollte der Patient dann nicht unbeobachtet im häuslichen Umfeld verbleiben.

A – Abschluss

Zum Abschluss einer Krisenintervention sollten die Eigen- und Fremdgefährdung des Patienten nochmals evaluiert werden. Im Zweifelsfall sollte immer die stationäre Einweisung mit der Möglichkeit der Zweitsicht durch einen erfahrenen Psychiater erfolgen.

Wichtig ist festzuhalten, dass eine Krise durch die Krisenintervention in den seltensten Fällen als gelöst betrachtet werden kann. Deshalb sollte die Krisenintervention mit dem Hinweis auf bzw. dem **Vermitteln von Anlaufstellen** und **Adressen zur Weiterbehandlung** beendet werden. Eine Liste mit Adressen und Telefonnummern von Institutionen, die eine weitere Unterstützung oder Behandlung des Patienten leisten können, kann zusammen mit dem zuständigen sozialpsychiatrischen Dienst erstellt werden. Das Angebot dieser Dienste vor Ort ist lokal oder regional unterschiedlich. In Absprache mit den Patienten und/oder seinen Angehörigen können geeignete Ansprechpartner oder Einrichtungen vermittelt oder ggf. direkt vor Ort kontaktiert werden.

Im Rahmen der Krisenintervention sollte auch auf eine eindeutige, vollständige und nachvollziehbare **Dokumentation** geachtet werden. Vor allem sollten die Einschätzung der Befindlichkeit und insbesondere der Gefährdung des

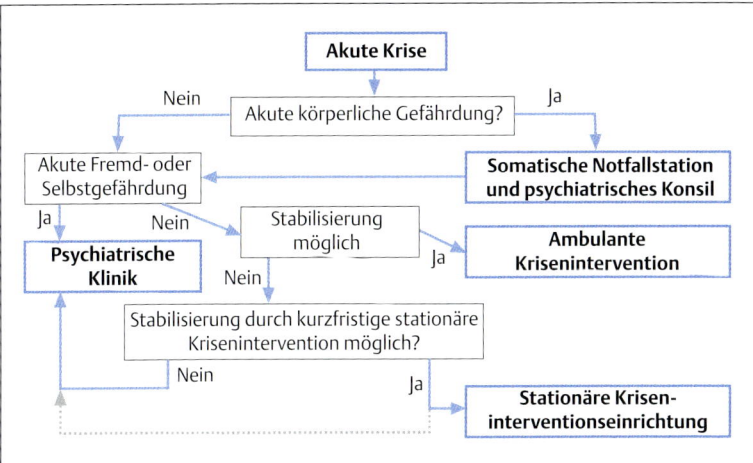

Abb. 3.**4** Ablaufschema zur Entscheidung über die Art der durchzuführenden Krisenintervention (nach Riecher-Rössler et al. 2004).

Patienten vor und nach der Intervention, die diagnostische Klassifikation, das therapeutische Procedere und ggf. getroffene Vereinbarungen festgehalten werden. Ein Ablaufschema zur Entscheidungen über die Art der durchzuführenden Krisenintervention ist in Abb. 3.**4** dargestellt.

3.4 Grenzen der Krisenintervention

Eine psychologische Krisenintervention kann keine Kurzzeit-Psychotherapie sein. Ihr alleiniges Ziel ist es, den Patienten unmittelbar psychophysiologisch zu entlasten und seine Sicherheit und die seines sozialen Umfeldes zu gewährleisten. Insbesondere persönlichkeitsgetragene (z. B. bei selbstunsicherer Persönlichkeitsakzentuierung) und biografisch verwurzelte (z. B. durch frühe Verlusterlebnisse in der Kindheit) Einstellungen, Kognitionen und Verhaltensweisen können nicht „schnell" und nicht mit den gegebenen Möglichkeiten im Rahmen eines Notfalleinsatzes modifiziert werden. Ebenso bedürfen exazerbierte psychische Erkrankungen einer stationären oder ambulanten psychiatrischen bzw. psychotherapeutischen Behandlung. Notarzt und Personal des Rettungsdienstes tragen die Verantwortung zu entscheiden, ob die psychologische Krisenintervention vor Ort zu einer ausreichenden Stabilisierung des Patienten geführt hat oder ob eine Weiterbetreuung im Rahmen einer stationären Behandlung indiziert ist.

Das Verhalten im Einsatz und die genaue Durchführung der Krisenintervention wird von der objektiven und reflektierten subjektiven Einschätzung der Situation, von der Persönlichkeit des Helfers mit seinen Einstellungen, Stärken und Schwächen, von der bisherigen Erfahrung und von seinen Fachkenntnissen abhängen. Neben der hohen Variabilität von Krisensituationen sind eben auch die Voraussetzungen des Helfers und die Beziehungsgestaltung der „handelnden Personen" höchst unterschiedlich. Diese 3 Hauptaspekte bedingen, dass es für die Bewältigung von Krisensituationen keine allgemeinen, immer erfolgreichen Musterlösungen gibt, sondern sich Art und Ablauf der Krisenintervention immer erst vor Ort konkret entscheiden.

Ein Garant für eine erfolgreiche psychologische „Erste Hilfe" stellt eine entsprechende intensive Schulung der Rettungsdienstmitarbeiter in psychologischer Krisenintervention dar. Darüber hinaus sollte eine regelmäßige Supervision angeboten werden, in der – unter fachkundiger Anleitung – eine Diskussion und Reflexion von Ablauf und Inhalt einer durchgeführten Krisenintervention stattfinden können. Mit diesen Maßnahmen lassen sich psychische Krisen für alle Beteiligten zufriedenstellender und weniger belastend behandeln.

Literatur

Berger P, Riecher-Rössler A. Definition von Krise und Krisenassessment. In: Riecher-Rössler A, Berger P, Yilmaz AT, Stieglitz RD (Hrsg). Psychiatrisch-psychotherapeutische Krisenintervention. Göttingen: Hogrefe; 2004.

Caplan G. Principles of preventive psychiatry. New York: Basic Books; 1964.

Cullberg J. Krisen und Krisentherapie. Psychiat Prax. 1978;5:25–34.

D'Amelio R, Archonti C, Falkai P, Pajonk FG. Psychologische Konzepte und Möglichkeiten der Krisenintervention in der Notfallmedizin. Notfall Rettungsmed. 2006;9:194–204.

Ellis A. Die rational-emotive Therapie. Das innere Selbstgespräch bei seelischen Problemen und seine Veränderung. München: Pfeiffer; 1977.

Lazarus RS. Psychological stress and the coping process. New York: McGraw-Hill; 1966.

Riecher-Rössler A, Berger P, Wernicke F, Stieglitz RD. Stationäre Krisenintervention – das Basler Modell am Allgemeinspital. In: Riecher-Rössler A, Berger P, Yilmaz AT, Stieglitz RD (Hrsg). Psychiatrisch-psychotherapeutische Krisenintervention. Göttingen: Hogrefe; 2004:58–68.

Sonneck G. Krisenintervention und Suizidverhütung. Wien: Facultas; 2000.

4 Pharmakotherapie

Im Gegensatz zu somatischen Notfällen, bei denen etablierten Therapiestandards bereits häufig eingeführt sind und befolgt werden, wird die Pharmakotherapie psychiatrischer Notfälle nach wie vor eher quasi experimentell gehandhabt, obwohl es seit einiger Zeit Empfehlungen hierzu gibt (Pajonk u. Fleiter 2003, Pajonk et al. 2006). Eine spezifische Psychopharmakotherapie wird im Notarztdienst praktisch nie durchgeführt, und wenn doch, dann beruht sie eher auf dem Wunsch, „Ruhe zu haben", als auf differenzialtherapeutischen Überlegungen zur angemessenen Behandlung des Patienten (Pajonk et al. 2001).

In der notärztlichen Praxis ist der Einsatz von **Psychopharmaka** indiziert, wenn ein Patient schnell und suffizient beruhigt, oder eine psychotische Symptomatik entschärft werden soll. Da evidenz-basierte Therapieleitlinien und kontrollierte Studien aus dem Notarztdienst fehlen, stützen sich Empfehlungen auf Erfahrungen der klinischen Akutpsychiatrie oder amerikanischen Emergency Departments. Einen besonderen Stellenwert hierbei hat die in Amerika praktizierte **„Rapid Tranquilisation"** (RT). RT ist keine Therapie, man versteht darunter lediglich das pharmakotherapeutische Procedere bei erregten, aggressiven oder gewalttätigen Patienten im Sinne einer **„medikamentöse Krisenintervention"** (Dubin u. Feld 1989). In diesem Zusammenhang wird von Medikamenten zur präklinischen Behandlung ein rascher Wirkeintritt unter möglichst geringer Beeinträchtigung der vegetativen und vitalen Funktionen gefordert, um Diagnostik, Transport und Therapie zu ermöglichen. Eine vollständige Sedierung ist z. B. im Hinblick auf die weitere Exploration durch einen Psychiater nicht erstrebenswert.

Die Situation für den Notarzt wird zusätzlich durch die kleine Auswahl an echten Psychopharmaka auf dem Notarztwagen erschwert. Meist stehen lediglich Haloperidol (Haldol) und Diazepam (Valium), in seltenen Fällen auch noch Levomepromazin (Neurocil) zur Verfügung. Weitere etablierte Medikamente aus der psychiatrischen Akuttherapie mit teilweise verbesserter Wirksamkeit

4

und Verträglichkeit werden bislang auch mangels intravenöser Applikationsformen nicht eingesetzt.

Als wichtige Säule der notfallpsychiatrischen Intervention ist also eine **differenzierte psychopharmakologische Therapie** gefordert, die den Patienten schnellstmöglich ausreichend stabilisiert, einen komplikationslosen Transport gewährleistet und die Weiterbehandlung und Exploration des Patienten ermöglicht.

> An ein Medikament, das in einer psychiatrischen Notfallsituation zum Einsatz kommt, müssen deshalb folgende Anforderungen gestellt werden:
> - Das ausgewählte Präparat muss für die entsprechende Störung indiziert sein.
> - Das Präparat sollte in der gewählten Darreichungsform innerhalb kurzer Zeit eine gute Wirksamkeit erzielen.
> - Es sollte ein und dasselbe Medikament unterschiedlich applizierbar sein, damit in der Akutsituation eine Alternative zur Verfügung steht (z. B. schnellerer Wirkeintritt bei parenteraler Applikation).
> - Eine gute Steuerbarkeit der Medikamentenwirkung durch kurze Wirkdauer und kurze Plasmahalbwertszeit (Vermeidung von Kumulation) ist erwünscht.
> - Herzfunktion, Kreislauf und Atmung sollten weitgehend unbeeinträchtigt belieben.
> - Eine zu stark sedierende oder narkotisierende Wirkung ist unerwünscht.

Als weitere, nach Möglichkeit zeitlich vorzuschaltende Säule im Behandlungskonzept psychiatrischer Notfälle sei auch hier auf die psychotherapeutischen oder andere Möglichkeiten der Krisenintervention verwiesen, die zum Teil eine psychopharmokologische Behandlung überflüssig machen können (s. Kap. 3 *Krisenintervention*).

4.1 Symptomatische Therapie

Hyperaktivität, Erregung, Anspannung, Angst, Unkooperativität und psychotisches Erleben stellen eine Indikation zur psychopharmakologischen Behandlung im Rahmen eines psychiatrischen Notfalles dar. Vor Beginn einer Pharmakotherapie mit Psychopharmaka sollten jedoch differenzialdiagnostisch somatische Ursachen ausgeschlossen werden (Tab. 4.1). Bei symptomatischer Genese sollte auch symptomatisch therapiert werden (z. B. bei Hypoglykämie Gabe von Glukose 40 % i. v., bei Zentralem Anticholinergem Syndrom [ZAS] Gabe von Physostigmin). Ergänzend kann dann auch der Einsatz von Psychopharmaka erfolgen.

Tabelle 4.**1** Wichtige Differenzialdiagnosen vor Einleitung einer spezifischen psychopharmakologischen Therapie

- Stoffwechselstörungen (z. B. Hypo- und Hyperglykämie)
- Störungen des Wasser- und Elektrolythaushalts (z. B. Exsikkose, Hypo- und Hyper-
  natriämie, -kaliämie, -kalzämie)
- Schädel-Hirn-Trauma
- Epilepsien
- Infektionen (zerebrale und extrazerebrale)
- Zerebrale und kardiale Ischämien
- Multisystemerkrankungen und -degenerationen (z. B. Morbus Parkinson)
- Leber- und Niereninsuffizienz
- Neoplasien

4

4.2 Psychopharmakotherapie

Alle im hiesigen Notarzteinsatz gebräuchlichen Psychopharmaka gehören
zu den beiden Gruppen der **Antipsychotika** (Neuroleptika) und der **Benzodiazepine**. Die Anzahl der Studien, die sich mit den Vor- und Nachteilen dieser beiden Substanzgruppen im präklinischen Einsatz befasst, ist gering.
Einige empfehlen den Einsatz von Antipsychotika (Menninger 1993), andere favorisieren Benzodiazepine (McAllister-Willliams u. Ferrier 2002), wieder andere postulieren, dass die kombinierte Gabe von Antipsychotika und
Benzodiazepinen der alleinigen Gabe einer dieser Substanzen hinsichtlich
Zeitpunkt und Ausmaß des Wirkungseintritts überlegen sein könnte (Bieniek
et al. 1998).

In der deutschen Notfallmedizin genießen aus unterschiedlichsten Gründen Benzodiazepine nach wie vor ein sehr hohes Ansehen. Die an die „Rapid
Tranqilisation" aus dem amerikanischen Raum angelehnte Behandlung mit
Antipsychotika wird wenig durchgeführt, obwohl sie in Notfallsituationen
mit psychotischen Symptomen eindeutige Vorteile aufweist. Gründe hierfür
könnten u. a. die Unsicherheit der Notärzte in der psychiatrischen Diagnostik und die mangelnde Routine im Umgang mit Psychopharmaka sein. Da die
im Notarzteinsatz gebräuchlichen Psychopharmaka relativ sicher in ihrer Anwendung sind, sollte eine spezifische Psychopharmakotherapie konsequent
durchgeführt werden. Empfohlen wird, gewalttätigen und aggressiven Patienten innerhalb eines kurzen Zeitintervalls (30–60 Minuten) wiederholt (bis zu
3-mal) Antipsychotika oder Benzodiazepine zu verabreichen. Dabei sollte die
Dosierung nach der Wirkung erfolgen.

Aus der verfügbaren Datenlage lassen sich für unterschiedliche psychiatrische Störungsbilder die in Tab. 4.**2 a, b** dargestellten Empfehlungen zur Psy-

chopharmakotherapie ableiten. Die spezifischen Eigenschaften der beiden Substanzklassen und ihrer gebräuchlichsten Substanzen auf dem Notarztwagen werden im Anschluss besprochen.

Tabelle 4.**2** Empfehlungen zur medikamentösen Therapie einzelner psychiatrischer Syndrome im Rettungsdienst (Einzeldosierungen). Generell kann das Medikament bei gewalttätigen und aggressiven Patienten innerhalb von 30–60 Minuten bis zu 3-mal wiederholt appliziert werden. Individuell hängt die Titration aber von der vorliegenden Symptomatik, der Gesamtsituation des Patienten, der gewählten Substanz und dem Ansprechen auf die Medikation ab (nach Pajonk et al. 2006)

Syndrome	Medikament der 1. Wahl	Medikament der 2. Wahl
Syndrome <u>ohne</u> psychotische Symptome		
Erregungszustände ohne psychotische Symptome	Lorazepam (z. B. Tavor): 1–2,5 mg i. v., i. m. oder per os	Diazepam (z. B. Valium): 5–10 mg i. v., i. m. oder per os
Suizidales Syndrom	Lorazepam (z. B. Tavor): 1–2,5 mg i. v., i. m. oder per os	Diazepam (z. B. Valium): 5–10 mg i. v., i. m. oder per os
Angstsyndrome	Lorazepam (z. B. Tavor): 1–2,5 mg i. v., i. m. oder per os	Diazepam (z. B. Valium): 5–10 mg i. v., i. m. oder per os
Erregungszustände	Lorazepam (z. B. Tavor): 1–2,5 mg i. v., i. m. oder per os	Diazepam (z. B. Valium): 5–10 mg i. v., i. m. oder per os
Entzugssyndrome	Diazepam (z. B. Valium): 5–10 mg i. v., i. m. oder per os	Lorazepam (z. B. Tavor): 1–2,5 mg i. v., i. m. oder per os
Depressives Syndrom	Lorazepam (z. B. Tavor): 1–2,5 mg i. v., i. m. oder per os	Diazepam (z. B. Valium): 5–10 mg i. v., i. m. oder per os
Syndrome <u>mit</u> psychotischen Symptomen		
Erregungszustände mit psychotischen Symptomen	Diazepam (z. B. Valium): 5–10 mg i. v., i. m. oder per os	Haloperidol (z. B. Haldol): 5–10 mg i. v., i. m. oder per os
Delirantes Syndrom	Haloperidol (z. B. Haldol): 5–10 mg i. v., i. m. oder per os	Diazepam (z. B. Valium): 5–10 mg i. v., i. m. oder per os
Manisches Syndrom	Haloperidol (z. B. Haldol): 5–10 mg i. v., i. m. oder per os	Diazepam (z. B. Valium): 5–10 mg i. v., i. m. oder per os
Paranoid-halluzinatorisches Syndrom	Haloperidol (z. B. Haldol): 5–10 mg i. v., i. m. oder per os	Lorazepam (z. B. Tavor): 1–2,5 mg i. v., i. m. oder per os
Katatones Syndrom	Lorazepam (z. B. Tavor): 1–2,5 mg i. v., i. m. oder per os	Haloperidol (z. B. Haldol): 5–10 mg i. v., i. m. oder per os

■ **Benzodiazepine**

Benzodiazepine wirken angst- und spannungslösend, sedierend, relaxierend und antikonvulsiv. Allgemeine **Indikationen** für diese Substanzgruppe sind Unruhe, Angst- und Spannungszustände, psychosomatische Beschwerden, funktionelle Schlafstörungen, epileptische Erkrankungen und Muskelverspannungen oder -spasmen. Außerdem eignen sie sich zur Narkoseeinleitung und -fortführung.

Benzodiazepine verfügen über eine hohe therapeutische Breite. Sie wirken schnell und zuverlässig. Allerdings tritt bei häufiger Einnahme schnell Toleranz auf. Das **Suchtpotenzial ist hoch**. Dies ist besonders im Notarzteinsatz im Zusammenhang mit psychiatrischen Patienten, die häufig Benzodiazepine regelmäßig einnehmen, und bei Drogenpatienten zu beachten. Diese Patientengruppen benötigen unter Umständen extrem hohe Dosierungen bis zum Eintritt einer Wirkung. Nach Überschreiten der individuellen Schwellendosis kann es dann aber rasch zur Ausprägung von typischen **Nebenwirkungen** wie Kreislauf- und Atemdepression kommen.

Für Benzodiazepine gibt es keine pharmakologisch begründeten Dosierungs- oder Applikationsrichtlinien, entscheidend ist die klinische Wirksamkeit. Dabei ist besonders nach i.v. Gabe auf kreislauf- und atemdepressive Nebenwirkungen zu achten. Weitere Nebenwirkungen sind Ataxie, Übelkeit und Verwirrtheit. Besonders bei älteren Patienten und bei hirnorganischen Störungen kann es zu einer paradoxen Reaktion mit Verstärkung einer agitiert-unruhigen Symptomatik kommen. Eine besondere Indikation finden Benzodiazepine beim Alkohol- und Drogenentzug. Bei psychogen bedingten Erregungszuständen sollte einer aktiven Verarbeitung prinzipiell der Vorrang vor pharmakologischen Maßnahmen eingeräumt werden.

Diazepam

Diazepam (z.B. Valium) besitzt eine sehr gute anxiolytische, sedierende und antikonvulsive Wirkung bei schnellem Wirkeintritt – bei i.v. Gabe sofort, bei p.o. Applikation innerhalb weniger Minuten. **Indikationen** zum Einsatz von Diazepam sind ängstlich-agitierte Erregungszustände, Panikattacken und psychomotorische Erregungszustände durch Halluzinogenmissbrauch (z.B. zur Durchbrechung eines Horrortrips nach Einnahme von LSD). **Nebenwirkungen** von Diazepam sind, insbesondere bei i.v. Applikation, die mögliche Atemdepression, eventuelle paradoxe Reaktionen und die unter Umständen nicht gewünschte zu starke Sedierung. Weitere Nachteile sind die lange Halbwertszeit von 20–40 Stunden und der Abbau über pharmakologisch aktive Metaboliten mit ebenfalls langen Halbwertszeiten (Nordiazepam 50–100 h, Oxazepam 4–15 h). Dadurch kann es bei wiederholter Applikation zur Kumulation kommen. Diazepam ist das zurzeit gebräuchlichste Benzodiazepin in der präklinischen Notfallmedizin.

Lorazepam

Lorazepam (z. B. Tavor) wirkt weniger sedierend als Diazepam und ist deshalb dem Diazepam in vielen Situationen überlegen, in denen eine reine Anxiolyse gefragt ist. **Indikationen** zur Behandlung sind Unruhe, Erregung, Aggressivität und Angst. In der üblichen Einzeldosierung von 1–2 mg treten kaum relevanten Nebenwirkungen auf.

Neben der injizierbaren Applikationsform existiert auch die Darreichungsform als **lyophilisiertes Plättchen** (Tavor Expedit), die besonders in Notfallsituationen mit mangelnder Compliance des Patienten von Vorteil ist. Das lyophilisierte Plättchen löst sich im Mund des Patienten nach wenigen Sekunden auf, so dass ein Zurückhalten der Medikation im Mund nicht möglich ist. Die Resorption nach oraler Anwendung beträgt 95 %.

Im Gegensatz zu Tavor Expedit muss die **parenterale Applikationsform** kühl gelagert werden und darf längstens 72 Stunden bei Raumtemperatur aufbewahrt werden. Nach i. v. Applikation tritt wie beim Diazepam eine sofortige Wirkung ein. Bei i. m. Anwendung wird Lorazepam besser absorbiert als Diazepam; damit sind Wirkung und Wirkeintritt verlässlicher. Im Vergleich zu Diazepam ist die Halbwertszeit mit 12–15 Stunden deutlich kürzer, der Abbau erfolgt über pharmakologisch inaktive Metaboliten, so dass keine Kumulationsgefahr besteht. In Kombination mit Antipsychotika (z. B. Haloperidol) führt es zu einer Verstärkung und zu einem rascheren Eintritt der Wirkung. Trotz dieser Vorteile wird Lorazepam nur selten in der präklinischen Notfallmedizin eingesetzt.

Dikaliumclorazepat

Dikaliumclorazepat (Tranxilium) verfügt über keinen Wirksamkeitsnachweis im Bereich der Notfallpsychiatrie. Indikationen zur Behandlung mit Dikaliumclorazepat sind Angstzuständen und die Prämedikation vor Operationen. Einige Studien bezeichnen die Substanz als wirksam zur Behandlung des Alkoholentzugdelirs und der akuten alkoholischen Psychose, ohne dass sie jedoch Vorzüge gegenüber Diazepam aufweist. Aus diesen Gründen sollte Dikaliumclorazepat auf dem Notarztwagen primär nicht zur Anwendung kommen.

Midazolam

Midazolam (z. B. Dormicum) verfügt über eine rasche und zuverlässige Wirksamkeit bei kurzer Halbwertszeit, was eine gute Steuerbarkeit ermöglicht. Es führt bereits in geringer Dosierung (2,5–5 mg i. v.) zu einer sehr starken Sedierung, wie sie z. B. im Rahmen einer Prämedikation oder auf der Intensivstation erwünscht ist. Für psychiatrische Notfälle besitzt die Substanz keine Zulassung. In einer ersten randomisierten Studie bei psychiatrischen Notfallpatienten zeigte sich Midazolam 15 mg i. m. schneller wirksam als eine Kombination von Haloperidol 5–10 mg und Promethazin 50 mg i. m. Aufgrund der ausgeprägten Sedierung, die eine psychiatrische Exploration für längere Zeit erschwert oder unmöglich macht, sollte die Gabe von Midazolam lediglich bei nicht anders beherrschbaren Extremsituationen (z. B. Patienten im Erregungssturm) erwogen werden. Für die meisten anderen Notfälle sind Lorazepam und Diazepam daher besser geeignet.

■ Antipsychotika

Antipsychotika wurden früher als **Neuroleptika** bezeichnet. Sie zeichnen sich durch eine antipsychotische Wirkung aus, ohne dabei das Bewusstsein und die intellektuellen Fähigkeiten zu beeinflussen. Antipsychotika verringern psychomotorische Erregung, innere Spannung, Angst und reduzieren den Antrieb. Die Patienten gelangen in einen Zustand von relativer Indifferenz gegenüber ihrer Umwelt und erleben psychotische Episoden als weniger quälend.

Antipsychotika können – je nach Zubereitungsform – intravenös, intramuskulär und oral verabreicht werden. Bei normaler Kreislauffunktion unterscheiden sich die i. v. und i. m. Applikation hinsichtlich Wirksamkeit und Wirkeintritt nur gering und selbst die orale Verabreichung zeigt eine nur gering reduzierte Wirksamkeit bzw. verlängerte Dauer bis zum Wirkeintritt. Deshalb sollte bei complianten Patienten stets die am wenigsten invasive Applikationsform gewählt werden.

Antipsychotika besitzen eine sehr hohe therapeutische Breite. Eine obere Grenzdosis existiert nicht. Aus diesem Grund sollte sich die **Dosierung nach der klinischen Wirksamkeit** richten. Diagnose, Alter, Geschlecht, Körpergröße oder -gewicht erlauben keine Voraussage über die benötigte Dosis. Empfohlen werden nicht mehr als 6 Einzeldosen in 24 Stunden.

Bezüglich der antipsychotischen Potenz werden hochpotente von niedrigpotenten Antipsychotika unterschieden. **Hochpotente Antipsychotika** zeigen in niedriger bis mittlerer Dosierung eine gute antipsychotische Wirkung ohne Sedierung. **Niedrigpotente Antipsychotika** sind dagegen in niedriger bis mittle-

4

rer Dosierung durch eine geringe antipsychotische Wirksamkeit bei deutlicher Dämpfung und Sedierung gekennzeichnet. Für die Monotherapie sind niedrigpotente Antipsychotika nahezu obsolet geworden, da hohe Dosen gegeben werden müssen, um einen antipsychotischen Effekt zu erzielen, was zu den unten genannten Nebenwirkungen führen kann.

Unter der Behandlung mit Antipsychotika ist keine Toleranzentwicklung zu beobachten, und sie besitzen **kein Suchtpotenzial**. Zu den typischen **Nebenwirkungen** unter der Therapie mit Antipsychotika zählen extrapyramidalmotorische und vegetative Störungen, Sedierung und Hypotension. Im Notarztdienst sind extrapyramidalmotorische Störungen (EPS) sehr selten. Sie können aber dosisunabhängig und bereits nach Einmalgabe auftreten, am ehesten als Frühdyskinesien und Frühdystonien (z. B. als Zungen-Schlundkrampf). Obwohl sie subjektiv äußerst bedrohlich wirken, sind sie rasch und eindrucksvoll mit Biperiden (Akineton, z. B. 5 mg i. v.) behandelbar und hinterlassen keine Folgeschäden.

Das Risiko für schwere oder letale Konsequenzen bei Überdosierung ist gering. Antipsychotika können sehr selten durch eine signifikante Verlängerung des QTc-Intervalls zu malignen Herzrhythmusstörungen (Torsades de pointes) führen, weshalb die parenterale Applikation von Antipsychotika kontrovers diskutiert wird. Weitere Nebenwirkungen wie Blutbildveränderungen und das maligne neuroleptische Syndrom (MNS) sind für die Notfallmedizin vernachlässigbar. Das Risiko für epileptische Krampfanfälle ist bei vorhandener Krampfbereitschaft bei Gabe von z. B. Haloperidol nicht erhöht. Hohen Dosen niedrigpotenter Antipsychotika (z. B. Levomepromazin [z. B. Neurocil], Promethazin [z. B. Atosil] oder Clozapin [z. B. Leponex]) können dagegen bei bestehender Krampfbereitschaft Krampfanfälle induzieren. Diese Substanzen rufen in der Regel durch eine zentrale α_1-Blockade Hypotension hervor und wirken zentral anticholinerg. Beim falschen Einsatz niedrigpotenter Substanzen können am ehesten vital bedrohliche Situationen auftreten. Substanzen mit diesem Profil sollten vor allem bei älteren Patienten mit Unruhezuständen gemieden werden, da durch Hypotension und vor allem durch die anticholinerge Wirksamkeit Unruhe, psychomotorische Agitiertheit oder Aggressivität noch verstärkt werden können. Hier bieten sich andere Substanzen wie Pipamperon (z. B. Dipiperon) oder Melperon (z. B. Eunerpan) an, die aber nicht auf dem Notarztwagen und nur selten in der Notaufnahme verfügbar sind.

Die derzeit gebräuchlichsten Antipsychotika auf dem Notarztwagen sind Haloperidol (z. B. Haldol) und Levomepromazin (z. B. Neurocil). Seit einigen Jahren sind in der Psychiatrie neuere, sog. **„atypische Antipsychotika"** (z. B. Aripiprazol [Abilify], Olanzapin [Zyprexa], Quetiapin [Seroquel], Risperidon [Risperdal], Ziprasidon [Zeldox]) verfügbar. Sie wirken zuverlässig und rasch antipsychotisch, psychomotorisch dämpfend, spannungslösend und erregungsmindernd und weisen dabei ein deutlich geringeres EPS-Risiko auf. Psy-

4

chovegetative Nebenwirkungen treten nur selten und mild auf. Da es sich um relativ neue Substanzen handelt, liegen erst sehr wenige notfallmedizinische Erfahrungen außerhalb der stationären Akutpsychiatrie vor. Diese Substanzen haben aber ihre gute und rasche Wirksamkeit in der Akutpsychiatrie nachgewiesen. Von Aripiprazol (Abilify), Olanzapin (Zyprexa) und Ziprasidon (Zeldox) sind intramuskuläre Applikationsformen verfügbar, jedoch keine intravenösen Zubereitungen. Daher ist ihr Einsatz in der präklinischen Notfallmedizin limitiert.

Haloperidol

Haloperidol (z. B. Haldol) kann sowohl i. v. als auch i. m., z. B. beim nicht complianten Patienten, appliziert werden und wirkt nach wenigen Minuten antipsychotisch und – interindividuell unterschiedlich – mäßig bis stark dämpfend. Bei Patienten mit Kontrollverlust und Erregungszuständen ganz unterschiedlicher Genese zeigt es einen positiven Effekt. Gute Wirksamkeit besteht auch beim Alkoholentzugdelir und bei der akuten Alkoholpsychose sowie bei Kokain- und Amphetaminintoxikationen. Es kann gefahrlos bis zur gewünschten Wirksamkeit aufdosiert werden. Haloperidol gilt als das sicherste antipsychotische Notfallmedikament.

Niedrigpotente Antipsychotika (Promethazin, Levomepromazin)

Niedrigpotente Antipsychotika zeigen eine gute dämpfende bzw. sedierende Wirkung. Sie können (z. B. Levomepromazin) bei Unruhezuständen und akuten Erregungszuständen, vor allem wenn diese in Zusammenhang mit Suizidalität, Depressionen, Asthma bronchiale und Schmerzzuständen auftreten, zum Einsatz kommen. Hohe Dosen führen zu einer mitunter nicht unerheblichen Sedierung, die die Explorierbarkeit der Patienten einschränkt. In Notfallsituationen können Nebenwirkungen wie Hypotonie und Tachykardie ungünstig sein. Insgesamt gibt es nur wenige Untersuchungen, die sich mit dem Einsatz niedrigpotenter Antipsychotika im Notarztdienst beschäftigen.

■ Andere Substanzen

Andere auf dem Notarztwagen gebräuchliche sedierende oder narkotisierende Substanzen sind Ketamin (z. B. Ketanest), Thiopental (z. B. Trapanal), Etomidat (z. B. Hypnomidate) und Propofol (z. B. Disoprivan).

Ketamin sollte bei psychiatrischen Patienten nicht eingesetzt werden. Diese Substanz birgt ein nicht unwesentliches Potenzial zur Verstärkung von Angst oder zum Hervorrufen paranoid-halluzinatorischer Symptome. Nach Aufwachen aus einer Narkose kann damit eine psychische Symptomatik noch deutlicher ausgeprägt vorliegen.

Thiopental und Etomidat dienen ausschließlich zur Narkose, Propofol zur Sedierung und Narkose. Propofol weist ein limitiertes angst- und spannungslösendes Potenzial auf. Alle genannten Substanzen wirken nicht antipsychotisch. Damit besitzen sie keine spezifische Wirkung bei psychiatrischen Patienten.

Literatur

Bieniek SA, Ownby RL, Penalver A, Dominguez RA. A double-blind study of lorazepam versus the combination of haloperidol and lorazepam in managing agitation. Pharmacother. 1998;18:57–62.

Dubin WR, Feld JA. Rapid tranquilization of the violent patient. Am J Emergency Med. 1989;7:313–20.

McAllister-Willliams RH, Ferrier IN. Rapid tranquillisation: time for a reappraisal of options for parenteral therapy. Br J Psychiat. 2002;180:485–9.

Menninger WW. Management of the aggressive and dangerous patient. Bull Menninger Clin. 1993;57:208–17.

Pajonk FG, Bartels HH, Biberthaler P, Moecke H. Der psychiatrische Notfall im Rettungsdienst – Häufigkeit, Versorgung und Beurteilung durch Notärzte und Rettungsdienstpersonal. Nervenarzt. 2001;72:685–92.

Pajonk FG, Fleiter B. Psychopharmakotherapie im Notarztdienst. Anaesthesist. 2003;52:577–85.

Pajonk FG, Stoewer S, Kinn M, Fleiter B. Psychopharmakotherapie in der Notfallmedizin. Notfall Rettungsmed. 2006;9:393–402.

5 Rechtliche Grundlagen

Speziell bei psychiatrischen Patienten treten im Notarzt- und Rettungsdienst immer wieder Situationen auf, die eine genaue Kenntnis der rechtlichen Situation erfordern. Häufig sieht sich der Notarzt in seiner täglichen Arbeit mit folgenden Fragen konfrontiert:

- Unter welchen Umständen und ab wann darf bei schwer Erkrankten und bei Patienten nach schwerem Suizidversuch die Therapie beendet werden?
- Unter welchen Umständen und ab wann ist eine Einwilligungsfähigkeit bei einem Patienten nicht mehr gegeben?
- Unter welchen Umständen und ab wann dürfen Maßnahmen, Diagnostik, Behandlung und Transport gegen den Willen des Patienten erfolgen?

Genauso bedeutsam wie die Frage, wann ein Patient ggf. auch gegen seinen mutmaßlichen oder expliziten Willen behandelt werden muss, ist dabei die Frage, wann seinem Willen stattgegeben werden muss.

Prinzipiell ist der Notarzt verpflichtet, das **Einverständnis** zu allen diagnostischen und therapeutischen Maßnahmen einzuholen und einen **Behandlungsvertrag** abzuschließen. Daher sind therapeutische Maßnahmen durch den Notarzt nur dann gerechtfertigt, wenn die Einwilligung des Betroffenen nach ordnungsgemäßer Aufklärung vorliegt. Da dies nicht immer möglich ist bzw. die Patienten ihr Einverständnis nicht immer wirksam erklären können, muss der Notarzt ggf. **auch ohne Auftrag geschäftsführend handeln**.

5.1 Behandlungsindikation

Die rechtliche Situation hinsichtlich der **Behandlungspflicht** ist eindeutig. Es ist Aufgabe des Arztes, „das Leben zu erhalten, die Gesundheit zu schützen und wiederherzustellen sowie Leiden zu lindern". Die Entscheidung über Beginn,

Dauer und Verzicht einer Therapie ist eine rein medizinische. Ärztlicherseits besteht keine „Wahlfreiheit", die Entscheidung und Durchführung von Maßnahmen müssen unabhängig von persönlichen Überzeugungen und Einstellungen erfolgen. Es zählen lediglich medizinische Fakten, ob, wie und in welchem Ausmaß eine Therapie unterbleiben kann. Dies kann z.B. der Fall sein, wenn sich der Patient im Endstadium einer chronisch verlaufenden und zum Tode führenden Erkrankung befindet. Ansonsten ist der Arzt verpflichtet zu helfen, andernfalls macht er sich der unterlassenen Hilfeleistung (§ 323 c StGB) bzw. der Körperverletzung durch Unterlassen (§ 223 in Verbindung mit § 13 StGB) schuldig.

5.2 Einwilligungsfähigkeit

Zur rechtsgültigen Einwilligung ist die Einwilligungsfähigkeit erforderlich. Diese ist nur dann vorhanden, wenn der Patient seine gegenwärtige Situation und die sich aus ihr ergebenden Folgen einschätzen kann, wenn er die für die Behandlung relevanten Informationen versteht, sie rational verarbeiten und seine Wahl verständlich mitteilen kann (Nedopil 2000). Diese Voraussetzungen sind beim psychiatrischen Notfall im Rettungsdienst oft nicht oder nicht ausreichend gegeben. Therapeutische Maßnahmen sind dann nur unter besonderen rechtlichen Voraussetzungen möglich. Neben den schutzwürdigen Interessen des jeweils betroffenen Patienten sind in einem psychiatrischen Notfall häufig auch noch die berechtigten Interessen Dritter bzw. der Allgemeinheit zu berücksichtigen (Laux 2003).

5.3 Mutmaßliche Einwilligung oder rechtfertigender Notstand

Unaufschiebbare notärztliche Handlungen, die nicht zuvor durch einen Richter oder eine dazu berechtigte Behörde genehmigt werden können, sind unter dem Gesichtspunkt der mutmaßlichen Einwilligung oder des rechtfertigenden Notstandes (§ 34 Strafgesetzbuch) heraus möglich und straffrei. Der Notarzt kann von einer **mutmaßlichen Einwilligung** ausgehen, wenn er annehmen kann, dass ein verständiger Patient in dieser Lage bei angemessener Aufklärung eingewilligt hätte. Hierbei ist es ebenso wie bei der Annahme des **rechtfertigenden Notstands** erforderlich, eine sorgfältige Abwägung der möglicherweise widerstreitenden Interessen bzw. Rechtsgüter vorzunehmen (Laux 2003). Eine sehr **sorgfältige Dokumentation des Vorgehens** ist in jedem Fall erforderlich (Laufs u. Uhlenbruck 2002).

5.4 Dokumentation von psychiatrischen Notfallkontakten

Ärztliche, diagnostische und therapeutische Maßnahmen müssen laut höchstrichterlicher Rechtsprechung des Bundesgerichtshofs dokumentiert werden (Kindt 1998). Eine Krankengeschichte, eine Ambulanzakte, ein Arztbericht dokumentieren die durchgeführten ärztlichen Maßnahmen und begründen sie.

Auch für die Dokumentation notärztlicher Interventionen ist zu bedenken, dass ihr Inhalt ggf. Gegenstand eines juristischen Verfahrens werden kann. Gleichzeitig muss der Inhalt genügend informativ für nachbehandelnde Ärzte sein, die die Aufzeichnungen als Grundlage für ihre darauf aufbauenden klinischen Entscheidungen benötigen.

5

Die Dokumentation des Notarztes sollte vollständig und genau sein und muss die wesentlichen **Kriterien für die Begründung der Notfallentscheidung** enthalten (Kindt 1998):
- Wie kam der Kontakt mit dem Notarzt zustande?
- Was ist das persönliche Anliegen des Patienten?
- Einschätzung, ob der Patient für sich oder andere eine Gefahr darstellt (ob selbst- oder fremdgefährliches Verhalten aus der Vorgeschichte bekannt oder durch jetziges Verhalten begründbar ist).
- Begründung und Dokumentation eigener Befunderhebung, ärztlicher Entscheidungen und Maßnahmen, vor allem solcher, die indiziert sind, aber gegen den Willen des Patienten durchgeführt werden.
- Vermerk bei jedem Patienten, der sich nicht behandeln lassen will, ob er in der Lage war, die Folgen des Unterlassens einer ärztlich indizierten Maßnahme zu verstehen und in ihren Konsequenzen nachzuvollziehen.

Bei der Abfassung eines psychiatrischen Notfallberichts ist zu beachten, dass ihn der Patient unter Umständen später einsehen will.

5.5 Durchführung von Maßnahmen gegen den Willen des Patienten nach den Unterbringungsgesetzen bzw. Psych-KG

Die **Einweisung in eine geschlossene Station** eines psychiatrischen Krankenhauses durch den Notarzt kann zur Sicherheit des Patienten oder seiner Umgebung erforderlich sein. Nach den Bestimmungen der Unterbringungsgesetze, die in den einzelnen Bundesländern (Gesetz für psychisch kranke

Personen [Psych-KG] bzw. Landesunterbringungsgesetzen [UG]) zum Teil erheblich im Detail divergieren, kann eine Unterbringung auch ohne Zustimmung des Betroffenen erfolgen. Wesentliche Voraussetzung in diesem Fall ist die akute oder unmittelbare bevorstehende **Selbst- oder Fremdgefährdung** (z. B. Selbsttötungsversuche oder Ankündigungen, sich zu suizidieren, Umherirren bei Kälte im Rahmen von Wahnsymptomen) (Laux 2003, Schäfer u. Rüther 2004). Behandlungen und stationäre Einweisungen gegen den Willen des Patienten sind dann rechtlich dadurch gerechtfertigt, dass sich die Patienten in einem **Zustand krankhafter Einschränkung der freien Willensbildung** befinden. Ein diagnostisches oder therapeutisches Vorgehen (inkl. Transport) auch gegen den Willen des Patienten ist möglich, und zwar im Sinne der Geschäftsführung ohne Auftrag (§ 677 BGB), bzw. ist straffrei im Rahmen des rechtfertigenden Notstands (§ 34 StGB).

Der **Antrag auf Unterbringung** kann nicht nur durch Psychiater, sondern auch durch Notärzte sowie andere Ärzte gestellt werden. Die **Anordnung der Unterbringung** kann im Notfall durch die Ordnungsbehörde (Ordnungsamt, in manchen Städten auch durch die Berufsfeuerwehr) erfolgen. In Niedersachsen und Hamburg beispielsweise muss die Anordnung zur Unterbringung durch einen psychiatrisch erfahrenen Arzt erfolgen, der auf Anforderung des Notarztes durch die Ordnungsbehörden alarmiert wird. Eine **richterliche Anhörung** muss bis zum Ablauf des folgenden Tages stattfinden (am Wochenende z. B. in Hamm innerhalb von 48 Stunden).

> Gesetzlich vorgeschriebene, d. h. erlaubte Maßnahmen mit Freiheitsentziehung müssen den Grundsatz der Verhältnismäßigkeit wahren, d. h., sie müssen grundsätzlich
> - geeignet sein, einen Missstand zu beheben,
> - erforderlich sein und
> - im Einzelfall angemessen und auch zumutbar sein (Kindt 1998).
>
> Rechtlich ist diejenige Maßnahme vorgeschrieben, die eine Person am wenigsten beeinträchtigt und doch zum Ziel führt, wobei eine zu erwartende persönliche Beeinträchtigung im angemessenen Verhältnis zum angestrebten Erfolg stehen muss (Kindt 1998).

Wenn ein ärztliches Zeugnis vorliegt, das die Notwendigkeit einer Unterbringung bescheinigt, so werden Ordnungs- und Sicherheitskräfte in aller Regel die Durchführung aller medizinisch erforderlichen Maßnahmen unterstützen und gewährleisten.

5.6 Betreuung

Die **Unterbringung nach dem Betreuungsrecht** (§ 1906 BGB) folgt letztlich ähnlichen Gesichtspunkten, basiert aber auf den Grundlagen des bundeseinheitlich geregelten Betreuungsrechts (§ 1896 BGB). Allerdings gibt es auch Unterschiede. So bietet das Betreuungsrecht keine rechtliche Grundlage z. B. bei Patienten, die eine Gefährdung für andere darstellen. Bei Patienten, die unter gesetzlicher Betreuung stehen, ist der **Betreuer über alle Maßnahmen zu informieren**. Er muss bei Gericht die Durchführung von Maßnahmen gegen den Willen des Patienten beantragen. Da dies in der Notfallsituation nicht machbar ist, werden auch unter Betreuung stehende Patienten in der Regel unverzüglich unter den Bedingungen des Psych-KG behandelt werden müssen, die gesetzliche Grundlage für den späteren Beschluss wird jedoch möglicherweise dann durch das Betreuungsrecht gegeben sein. Es gibt jedoch auch die Möglichkeit, dass für einen unter Betreuung stehenden psychisch kranken Patienten bereits ein Beschluss zur Diagnostik und/oder Therapie vorliegt und der Rettungsdienst z. B. beauftragt wird, den Transport des Patienten von zu Hause in eine psychiatrische Klinik zu übernehmen.

Die Einweisungszahlen nach dem Betreuungsrecht haben sich seit Einführung der neuen gesetzlichen Grundlage (1992) mehr als verdreifacht (Müller 2004). Mit zeitlicher Verzögerung nach Einführung des Gesetzes, wahrscheinlich nach ersten Erfahrungen im Umgang mit den gesetzlichen Möglichkeiten, setzte der Anstieg nach 1994 ein. Unter den von 1992 bis 2002 maßgeblichen Hauptdiagnosen finden sich am häufigsten hirnorganische Symptome verschiedener Ätiologie (37 %), Schizophrenien (27 %) und Alkoholerkrankungen (14 %) (Müller 2004).

Eine persönlich zu errichtende Betreuung soll dazu dienen, Hilfen und Unterstützung anzubieten, wenn ein Volljähriger aufgrund einer psychischen Erkrankung oder einer körperlichen, geistigen oder seelischen Behinderung seine Angelegenheiten ganz oder teilweise nicht mehr besorgen kann. Eingriffe in die persönliche Freiheit sind auf ein absolutes Mindestmaß zu beschränken (Kindt 1998). Aus diesem Grund sieht das Betreuungsrecht auch **unterschiedliche Geschäftsbereiche** vor. So kann eine Betreuung für die Entscheidung über medizinische Belange vorliegen, das Recht auf die freie Wahl des Aufenthaltsorts aber unangetastet sein. In einem solchen Fall kann etwa eine zwangsweise Einweisung nicht ohne Weiteres erfolgen.

5.7 Praktisches Vorgehen des Notarztes im Unterbringungsverfahren

Das Unterbringungsverfahren ist bundeseinheitlich in § 70 FGG geregelt (Nedopil 2000, Ernst 1998). Für die Einleitung einer Unterbringung sind eine ärztliche Untersuchung und ein ärztliches Zeugnis erforderlich, das in der Regel nicht älter als einen Tag sein darf. Die Untersuchung kann ggf. gerichtlich angeordnet werden (§ 68 b Abs. 2 FGG).

5

Im **ärztlichen Zeugnis** (Abb. 5.**1**) muss der Notarzt Name, Geburtsdatum und Wohnort des Patienten, Datum und Ort der Untersuchung aufführen. Dann ist der Sachverhalt, der zu der Untersuchung führte, kurz zu beschreiben. Darüber hinaus ist ein ausführlicher psychischer Befund (s. Kap. 2 *Psychischer Befund*) zu erstellen, anhand dessen sich sowohl ein Richter wie eventuell ein den Patienten später untersuchender Arzt ein Bild vom Zustand des Betroffenen machen können. Der Grund für die Notwendigkeit einer Unterbringung ist anzugeben und anhand einer konkreten Beschreibung (z. B.: „*Ich bringe mich um und ihr werdet es nicht verhindern*") zu verdeutlichen. Schließlich ist die klinische Verdachtsdiagnose und das daraus gefährdende Verhalten in der Terminologie des Gesetzes wiederzugeben (Nedopil 2000).

Die Unterbringung selbst wird auf Antrag einer Verwaltungsbehörde durch (vormundschaftliche) gerichtliche Entscheidung angeordnet. Die Behörde stellt ihren Antrag beim örtlich zuständigen Amtsgericht. Die Unterbringung wird dann von einem Richter aufgrund ärztlicher Gutachten und nach Anhörung des Betroffenen angeordnet und von den Ordnungsbehörden vollzogen. Die Ordnungsbehörden (z. B. Ordnungsamt, Landratsamt) handeln ohne richterlichen Beschluss (sofortige Unterbringung), wenn akute Gefahr im Verzug ist, aufgrund eigener Entscheidung unter Hinzuziehung ärztlicher Atteste und – in Gefahrensituationen – ggf. unter Einschaltung der Polizei. Die Verwaltungsbehörde (z. B. Landratsamt) erhält eine Mitteilung über die sofortige Unterbringung und ist verpflichtet, unverzüglich beim Amtsgericht einen Antrag auf Unterbringung zu stellen.

Im gerichtlichen Beschluss wird eine **Unterbringungszeit** festgesetzt, die in der Regel wenige Wochen umfasst und die gesetzliche Höchstdauer von 1 Jahr, bei offensichtlich langer Unterbringungsbedürftigkeit von 2 Jahren, nicht überschreiten darf. Eine Verlängerung bedarf eines erneuten Gerichtsbeschlusses.

Eine **sofortige vorläufige Unterbringung** nach dem Psych-KG ist auf 3 Monate begrenzt.

Ärztliches Zeugnis
zwecks Unterbringung in einer geschlossenen Anstalt

Name, Vorname, ggf. Geburtsname:
Müller, Karin geb. Mustermann

| Geburtsdatum:
18.10.1970 | Geburtsort:
Berlin | Staatsangehörigkeit:
D |

Anschrift:
Mondstr. 3, 33456 Musterstadt

Name und Anschrift der nächsten Angehörigen und ggf. Rufnummer:
Müller Karl, Mondstr. 3, 33456 Musterstadt. Tel. priv. 02356-8537

O. g. leidet an einer

☒ Psychose

☐ psychischen Störung, die in ihrer Auswirkung einer Psychose gleichkommt

☐ Suchtkrankheit

Krankheitsbefund:

Die Patientin leidet an einer schizoaffektiven Psychose und an einer Hyperthyreose. Der formale Gedankengang ist beschleunigt. Inhaltliche Denkstörungen in Form von Beeinträchtigungswahn. Die Konzentration und Aufmerksamkeit sind intakt. Depressivweinerliche Stimmungslage. Psychomotorisch wirkt die Patientin unruhig und agitiert. Nach eigenen Angaben und nach telefonischer Rücksprache mit dem Ehemann war zu erfahren, dass die Patientin gestern in suizidaler Absicht Tabletten einnehmen wollte. Jetzt berichtet sie über einen geplanten Suizid („Ich werde mich umbringen, und niemand wird es verhindern!"). In der Vergangenheit hatte sie bereits einen Suizidversuch mit Tabletten unternommen. Der Patientin kann nur durch eine stationäre Therapie geholfen werden.

Ärztliche Beurteilung:

Aufgrund des sich aus dem Krankheitsbefund ergebenden krankhaften Verhaltens der Untersuchten gegen sich und andere besteht eine gegenwärtige Gefahr für die öffentliche Sicherheit und Ordnung, d. h., dass sich die Krankheit so auswirkt, dass ein schadenstiftendes Ereignis unmittelbar bevorsteht bzw. sein Eintritt wegen der Unberechenbarkeit der Kranken zwar unvorhersehbar, wegen der gegebenen besonderen Umstände jedoch jederzeit zu erwarten ist.
Diese gegenwärtige Gefahr kann nach ärztlichem Ermessen nur durch die sofortige Unterbringung in einer geschlossenen Anstalt abgewendet werden.

Eine Anhörung der o. g. Person ist

☒ ohne

☐ nicht ohne

Nachteile für den Gesundheitszustand ausführbar.

	Dr. med. Detlev Engel Facharzt für Psychatrie und Psychotherapie Knappenstr. 12 33456 Musterstadt
Musterstadt, den 03.01.2007	Tel: 02356-7888
Datum	Stempel und Unterschrift des Arztes

Abb. 5.**1** Beispiel für ein ärztliches Zeugnis zur Unterbringung nach Psych-KG.

Die **Entlassung aus der Unterbringung** erfolgt durch gerichtliche Anordnung, wenn die Voraussetzungen für eine Unterbringung nicht mehr vorliegen. Das Ende der Voraussetzungen (keine Fremd- oder Selbstgefährdung) muss vom behandelnden Arzt dem Gericht mitgeteilt werden.

Bei **Minderjährigen** muss bei geschlossener Unterbringung immer eine richterliche Genehmigung (Familienrecht) nach §1631b BGB erfolgen. Voraussetzung ist das Kindeswohl. Bei Eigen- oder Fremdgefährdung ist die Unterbringung ohne vorherige Genehmigung möglich, diese muss aber unverzüglich nachgeholt werden (Nedopil 2000).

5

Literatur

Ernst K. Freiwilligkeit und Zwang in der psychiatrischen Behandlung. Dtsch Ärztebl. 1998;47:2317–20.

Kindt H. Forensische Fragen bei Notfallentscheidungen. In: Hewer W, Rössler W. Das Notfallpsychiatriebuch. München – Wien – Baltimore: Urban & Schwarzenberg; 1998.

Laufs A, Uhlenbruck W. Handbuch des Arztrechts, 3. Aufl. Beck, München: 2002.

Laux G. Notfallpsychiatrie. Fortschr Neurol Psychiat. 2003;71:483–501.

Müller P. Zwangseinweisungen nehmen zu. Dtsch Ärztebl. 2004;42:2369–71.

Nedopil N. Forensische Psychiatrie, 2. Aufl. Stuttgart: Thieme; 2000.

Schäfer U, Rüther E. Schizophrenie. Eine Krankheit – kein Unwort. Ein Ratgeber. Berlin: ABW Wissenschaftsverlag; 2004.

Spezieller Teil

6 Erregungszustände, aggressives und fremdgefährdendes Verhalten

Psychiatrische Patienten weisen im Notarztdienst in bis zu 25 % der Einsätze Erregungszustände auf (Kardels et al. 2003, Pajonk et al. 1998, Pajonk et al. 2001). Meistens handelt es sich dabei um männliche Patienten (Pajonk et al. 2001).

Erregungszustände sind gekennzeichnet durch (Hewer 1998):

* Antriebssteigerung,
* ausgeprägte Gespanntheit (erkennbar z.B. am Gesichtsausdruck und sonstigen Zeichen der psychomotorischen Anspannung, wie z.B. Ballen der Fäuste),
* motorische Unruhe (z.B. ständiges Auf-und-ab-Gehen, Ringen der Hände, „Herumfuchteln" mit den Armen),
* aggressive Äußerungen und Handlungen,
* unter Umständen durch Kontrollverlust und affektive Enthemmung, die mit gewalttätigem Verhalten bis hin zur ziellosen Zerstörungswut einhergehen.

Üblicherweise zeigen sich Prodromi, z.B. in Form innerer oder äußerer erkennbarer Unruhe und Gespanntheit im Ausdrucksverhalten. Mögliche ist aber auch ein raptusartiges Auftreten ohne wahrnehmbare Vorboten. Folgende **Phasen der Erregung** lassen sich im Allgemeinen abgrenzen:

* **Phase der Gespanntheit:** Der natürliche Kontakt zu anderen Personen wird abgebrochen, der Patient ist gespannt und misstrauisch, vermeidet Blickkontakt und nimmt eine drohende Haltung ein, reagiert nicht oder nur unzureichend auf Fragen, die Stimme ist gepresst.
* **Phase verbaler Aggression:** Der Patient ist unruhig, beschimpfend, zunehmend distanzloser und zorniger, die Stimme wird lauter, keine adäquate Reaktion auf Ansprache.
* **Phase motorischer Aggression:** Zerstörung zunächst von Gegenständen, später auch bis zu Angriffen auf Personen.

- **Erregungssturm:** unkontrolliertes, zügelloses Toben mit Gewalttätigkeit, Freisetzung körperlicher Kräfte, die das übliche Maß des Individuums um ein Vielfaches übersteigen können.

Je schneller die einzelnen Phasen aufeinander folgen, desto akuter ist der Erregungszustand. Allerdings muss die Intensität einer Erregung oder Getriebenheit nicht zwangsläufig mit einer tatsächlichen Fremdgefährdung korrelieren.

Aggressives Verhalten ist meist von starken Emotionen begleitet, z. B. Angst, Wut, Hass oder Verzweifelung. Aggressive Handlungen gegenüber Ärzten und Ärztinnen werden besonders häufig mit psychiatrischen Patienten als „Täter" geschildert (Püschel u. Cordes 2001). Kohortenstudien aus England ergaben eine Jahresprävalenz an Gewalthandlungen von 18 % bei geistig Retardierten, die Prävalenz lag bei Komorbidität von psychiatrischer Erkrankung und Drogenabhängigkeit sogar bei 31 %. Bei Allgemeinmedizinern wurden Prävalenzraten von 50 % für verbale Aggressivität durch psychiatrische Patienten ermittelt. In immerhin bis zu 11 % erleiden die Ärzte Verletzungen als Folge von Handlungsaggressivität (Püschel u. Cordes 2001).

> Gereizte und aggressive Patienten besitzen nicht selten die Fähigkeit, andere Menschen bis aufs Äußerste zu provozieren. Hier sind hohe Anforderungen an die Professionalität des Rettungsdienstpersonals gestellt. Ruhe und „einen kühlen Kopf" zu bewahren, sich nicht auf die Provokationen einzulassen und trotzdem sicher und entschlossen aufzutreten, ist oberstes diagnostisches und therapeutisches Ziel. Wirklich tätliche Aggressivität, die eine Bedrohung der körperlichen Integrität darstellt, ist im Notarzt- und Rettungsdienst selten (Pajonk 2001).

6.1 Ursachen für Erregungszustände

Erregung ist ein unspezifisches Symptom und kann Folge einer Vielzahl unterschiedlicher Störungen sein. Entsprechend gibt es eine Fülle von psychologischen Modellen (z. B. bei kindlichen und jugendlichen Entwicklungsstörungen und Persönlichkeitsstörungen). Neurobiologisch werden unterschiedliche Mediatoren, Neurotransmitter und Rezeptoren diskutiert, über die Erregtheit, impulsives oder aggressives Verhalten vermittelt werden sollen (besonders serotonerges und dopaminerges System). Psychologische, soziale und biologische Faktoren bilden gemeinsam das Gefüge, aus dem sich Erregungszustände bilden. Im Speziellen können sie häufig durch folgende (nicht nur) psychiatrische Erkrankungen hervorgerufen werden:

- schizophrene Psychosen,
- affektive Störungen (Manie und agitierte Depression),
- psychogene Reaktionen im Rahmen von akuten Belastungsstörungen, Anpassungsstörungen, posttraumatischen Belastungsstörungen, somatoformen Störungen,
- Persönlichkeitsstörungen,
- Impulskontrollstörungen,
- Intoxikationen und Entzugssyndrome (Drogen, Alkohol),
- akute und chronische hirnorganische Psychosyndrome (z.B. bei Demenzen, Intelligenzminderung, epileptischem Dämmerzustand, Enzephalitis, Tumor, nach Schädel-Hirn-Trauma),
- internistische Erkrankungen (z.B. Hypoglykämie, Hyperthyreose).

6.2 Diagnostik

Wie generell für psychiatrische Erkrankungen, so gilt auch bei Erregungszuständen, dass eine **internistisch-neurologische Befunderhebung** durchzuführen ist. Die diagnostische und ätiopathogenetische Abklärung ist aber häufig infolge der mangelnden Kooperationsbereitschaft des Patienten und des akuten Handlungsdrucks von allen Seiten kaum möglich. Auch eine körperlich-neurologische Untersuchung, die Überprüfung der Vitalparameter – in der Notaufnahme auch die Abnahme eines Notfalllabors – sind nicht immer sofort möglich, obwohl z.B. die Ableitung eines EKGs durchaus diagnostisch wegweisend sein könnte (z.B. durch Tachykardien bei Hyperthyreose).

Daher ist das Augenmerk besonders zu richten auf:
- äußeres Erscheinungsbild (Einstichstellen, Kleidung, Verletzungen),
- vegetative Elementarfunktionen (Puls, Atmung, Temperatur, Tremor, Hyperhidrosis, Hautfarbe und -turgor, Pupillen),
- Fremdanamnese (frühere Episoden, Familienanamnese, Vorbehandlung),
- Vorliegen von Denkstörungen, Halluzinationen, Ich-Störungen, katatonen Symptomen (z.B. bei Schizophrenie),
- Vorliegen von Interessenverlust, gedrückter Stimmungslage, Antriebsminderung, innerer Unruhe, vermindertem Selbstwertgefühl und Suizidalität (z.B. bei agitierter Depression),
- Vorliegen einer gehobenen bis gereizten Stimmungslage, eines gesteigerten Antriebs, sprunghaften oder ideenflüchtigen formalen Gedankengangs, von Logorrhö, vermindertem Schlafbedürfnis, fehlender Krankheitseinsicht, Megalomanie sowie eingeschränkter Kritik- und Urteilsfähigkeit (z.B. bei Manie),

6

- Vorliegen eines plötzlichen Umgebungswechsels, veränderten Tag-Nacht-Rhythmus, von Desorientiertheit (z. B. bei Demenz),
- Vorliegen eines Sturzereignisses, von neurologischen Herdsymptomen, äußeren Verletzungszeichen (z. B. bei Schädel-Hirn-Trauma),
- Vorliegen von Bewusstseins- und Wahrnehmungsstörungen sowie Desorientiertheit (z. B. bei epileptischem Dämmerzustand),
- Vorliegen von Zephalgien, Fieber, Bewusstseins- und Orientierungsstörungen, Herdsymptomen (z. B. bei Infektionen, immunsuppressiven Erkrankungen, Enzephalitis),
- Vorliegen von möglicherweise schon länger anhaltenden Persönlichkeitsveränderungen mit akuten Verhaltensauffälligkeiten, Zephalgien, Schwindel, Übelkeit, deliranten Symptomen (z. B. bei Hirntumoren),
- Vorliegen eines Exophthalmus, von Tachykardien, Struma, Gewichtsverlust, Heißhungerattacken, Hyperhidrosis, Insomnien, psychomotorischer Unruhe (z. B. bei Hypoglykämie, Schilddrüsenerkrankungen),
- Vorliegen von Angst ohne Bewusstseinsstörungen oder psychotischen Symptomen (z. B. bei psychischem Trauma),
- Pfötchenstellung der Hände mit Parästhesien, Fischmaulhaltung (z. B. bei psychogener Hyperventilation),
- Vorliegen eines unkooperativen, provozierenden Verhaltens, hartnäckiger, kalkuliert wirkender Uneinsichtigkeit, obwohl möglicherweise weder Intoxikationen noch Bewusstseinsstörungen, psychotische oder sonstige gravierende psychiatrische Symptome bestehen (z. B. bei Persönlichkeitsstörungen).

Wenn immer möglich, sollte der Patient Gelegenheit erhalten, seine subjektive Sichtweise der Situation darstellen zu können, auch um auf diesem Wege eine wichtige Voraussetzung für den Aufbau einer Vertrauensbasis zu schaffen (Hewer 1998). Zusätzlich sollte der Notarzt sich nicht scheuen, bei entsprechenden Hinweisen den Patient offen auf fremdaggressive Impulse anzusprechen. Die Möglichkeit einer sinnvollen Exploration findet ihre Grenzen bei akut intoxikierten Patienten, bei denen die unter diesen Bedingungen gewonnen Informationen nur mit Vorbehalt gewertet werden dürfen. Bei schwerst gespannten, psychomotorisch unruhigen Patienten sollte der Notarzt unter Umständen sogar auf eine weitergehende Exploration verzichten, um so einer weiteren Zuspitzung der Situation vorzubeugen. Bei paranoiden und misstrauischen Patienten ist zu beachten, dass eine fremdanamnestische Befragung der Angehörigen zu einer Steigerung der Erregung führen kann. Deshalb sollte der Notarzt eine Fremdanamnese erst dann von den Angehörigen erheben, wenn der Patient seine Zustimmung gegeben hat, bzw. sollte die Befragung Dritter eher nicht in seiner Anwesenheit stattfinden.

6.3 Maßnahmen und Therapie

Wichtig für die Behandlungsmotivation ist, ob der Patient unter der Erregung leidet und sich selbst darin als fremd erlebt („Ich-dystones" Erleben) oder ob er diese entweder nicht wahrnimmt oder als gerechtfertigte Reaktion auf das Verhalten anderer Menschen ansieht („Ich-synthones" Verhalten). Viele Patienten sind häufig nicht krankheitseinsichtig oder behandlungsbereit.

▪ Allgemeine Maßnahmen

Zu Beginn aller Maßnahmen ist als erstes zu prüfen, ob ein erhöhtes Risiko für ein gewalttätiges Verhalten des Patienten vorliegt (Tab. 6.**1**).

Die Behandlung erregter, gespannter oder aggressiver Patienten ist immer wieder eine Herausforderung. Pauschale Aussagen können lediglich Anleitung bieten, Erfahrung ist hilfreich.

6

Tabelle 6.**1** Merkmale, die ein erhöhtes Risiko für gewalttätiges Verhalten anzeigen können (nach Hewer 1998, Grisso et al. 1999)

Akute situative Gegebenheiten	Generelle Risikoindikatoren
• Misstrauen und Feindseligkeit, die nach dem Gespräch eher zu- als abnimmt • Psychomotorische Erregung, Anspannung, Hyperaktivität • Reizbarkeit, plötzliche Stimmungsschwankungen, eingeschränkte Selbstkontrolle, fehlende Frustrationstoleranz, explosives Verhalten • Verbale Aggressivität, u. U. mit Gewaltandrohung • Aggressives Verhalten, z. B. Zuschlagen von Türen, Werfen von Gegenständen, leichtere Sachbeschädigungen, Drohgebärden • Schwere Kränkungen • Patient fühlt sich in die Enge getrieben und es findet eine Untersuchung „unfreiwillig" statt • Vorhandensein eines konkreten Plans, anderen Menschen Gewalt anzutun • Subjektives Angstempfinden des Helfers	• Vorliegen einer akuten Intoxikation • Alkohol- oder Drogenabhängigkeit • Alkohol- oder drogenabhängiger Partner • Andere psychiatrische Diagnosen, z. B. hirnorganische Schädigungen, dissoziale Persönlichkeitsstörungen, psychotische und maniforme Erkrankungen • Frühere Gewalterfahrungen • Krimineller Partner • Trennungssituation im letzten Jahr • Fehlende soziale Kontakte • Finanzielle Schwierigkeiten • Niedriges Selbstwertgefühl • Niedriger Bildungsstand • Wohnen in einem sozialen Brennpunkt

6

> Der Notarzt sollte die folgenden gestuften Grundsätze beachten und Ziele verfolgen (nach Hewer 1998):
> - versuchen, den Patienten zu beruhigen,
> - den Patienten sprechen lassen und ihm wertschätzend zuhören,
> - den Patienten ernst nehmen und ermutigen, über Kränkungen zu sprechen,
> - Besprechung auslösender Situationen,
> - Erklären des weiteren Vorgehens,
> - ruhig und bestimmt auftreten und Grenzen setzen,
> - nicht durch den Patienten provozieren lassen und keine Versprechen machen,
> - den Patienten auf die Folgen von aggressiven Handlungen aufmerksam machen und ggf. Polizei hinzuziehen,
> - auf die geltende Rechtsgrundlage bei Selbst- und Fremdgefährdung (Psych-KG) verweisen,
> - auf ausreichendes Personal bei erforderlichen Zwangsmaßnahmen achten und dabei
> - anamnestische Daten gewinnen,
> - die aktuelle Psychopathologie (erhöhte Spannung, Erregung und/oder Angst, motorische Hyperaktivität, unkooperatives Verhalten, Beschimpfungen, Drohungen oder obszöne Äußerungen, Wahn und Halluzinationen) erheben,
> - Hinweise für aktuelle Gewalttätigkeit (z. B. zertrümmertes Geschirr oder Mobiliar), frühere Gewalttätigkeit (z. B. Impulsives Verhalten, Gefängnisaufenthalte, körperliche Stigmata) oder das Vorliegen von Risikofaktoren für Gewalttätigkeit aus der Anamnese (Schädel-Hirn-Trauma, Geburtskomplikationen) suchen.

Bei Patienten mit Derealisation, Wahn und Halluzinationen sollte der Notarzt versuchen, sich in die Erlebniswelt des Patienten zu versetzen. Das Anzweifeln des subjektiv als real Erlebten ist in der Regel kontraproduktiv, genauso wie Vorwürfe und Schuldzuweisungen nach Unfällen oder bei Alkohol- und Drogenkranken oder pauschale Appelle an den „gesunden Menschenverstand", sich „zusammenzureißen", es „nicht so schwer" zu nehmen. Der Patient muss in seinem Wahrnehmen, Fühlen und Erleben ernst genommen werden und sich ernst genommen fühlen, auch über die Verständnisfähigkeit des Notarztes hinaus (Pajonk 2001).

■ Psychopharmakotherapie

Wenn nichtmedikamentöse Maßnahmen zu keiner ausreichenden Beruhigung des Patienten führen, ist vor allem bei Vorliegen einer Eigen- oder Fremdgefährdung pharmakologisch zu behandeln (→ Fallbeispiel 1). Hiermit sollte auch situationsabhängig nicht zu lange gewartet werden. Selbstverständlich muss der Notarzt sich immer in angemessener Weise um das Einverständnis des Patienten zur Verabreichung von Medikamenten bemühen. Wenn dies nicht gelingt und akute Gefahren drohen oder bereits eingetreten sind, sind die rechtlichen Voraussetzungen für eine **Zwangsmedikation** gegeben, die in solchen Situationen einen notwendigen und nicht aufschiebbaren ärztlichen Eingriff darstellt (Hewer 1998).

Fallbeispiel 1: Erregungszustand im Rahmen von Alkoholkrankheit mit Eifersuchtswahn

Ein 43-jähriger Mann schlug im Rahmen einer Alkoholkrankheit seine Ehefrau krankenhausreif, da er glaubte, dass diese ihn mit seinem besten Freund betrüge. Der Patient wies einen Blutalkoholgehalt von 3,6 Promille auf. Es erfolgte eine Entgiftung mit Diazepam und Haloperidol in ausschleichender Dosierung.

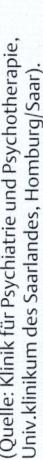
(Quelle: Klinik für Psychiatrie und Psychotherapie, Univ.klinikum des Saarlandes, Homburg/Saar).

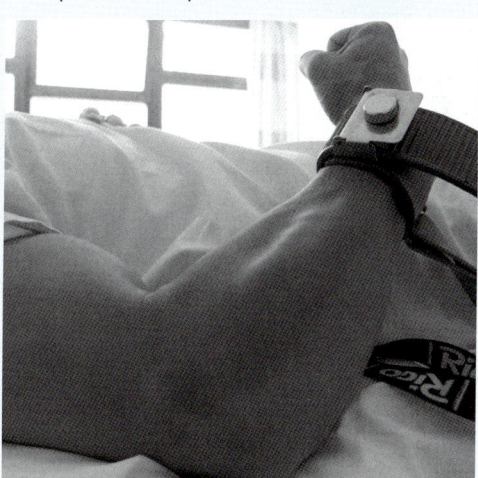

Zur Beruhigung bei agitierten Patienten kommt meistens im Notarztdienst **Diazepam** (5–10 mg) als intravenöse oder intramuskuläre Gabe zum Einsatz. Bei Drogen- und Alkoholintoxikationen sollte die intravenöse oder intramuskuläre Gabe von **Haloperidol** erfolgen. Insgesamt sollte eine eingeleitete Pharmakotherapie konsequent durchgeführt werden. Gerade Patienten aus dem Drogenmilieu oder Patienten mit einer bestehenden psychiatrischen Erkrankung benötigen mitunter weit höhere Dosierungen als üblich (→ Fallbeispiel 2). Eine Therapie mit Psychopharmaka sollte darum in der Regel nach der Wirkung dosiert werden (s. Kap. 4 *Pharmakotherapie*).

Fallbeispiel 2: Erregungszustand bei Drogenabhängigkeit

Ein 32-jähriger Heroinabhängiger zertrümmerte im Erregungszustand eine Scheibe. Dabei zog er sich eine Verletzung des rechten Unterarms mit Durchtrennung der Sehne des Musculus flexor carpi ulnaris zu. Erst durch den Einsatz eines Polizeisonderkommandos konnte der Mann festgenommen werden und wurde mit 20 mg Diazepam und 10 mg Haloperidol intravenös beruhigt. 3 Tage später war der Patient psychopathologisch unauffällig und schämte sich, über den Vorfall zu sprechen.

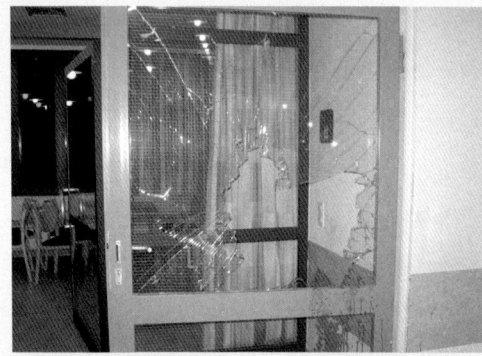

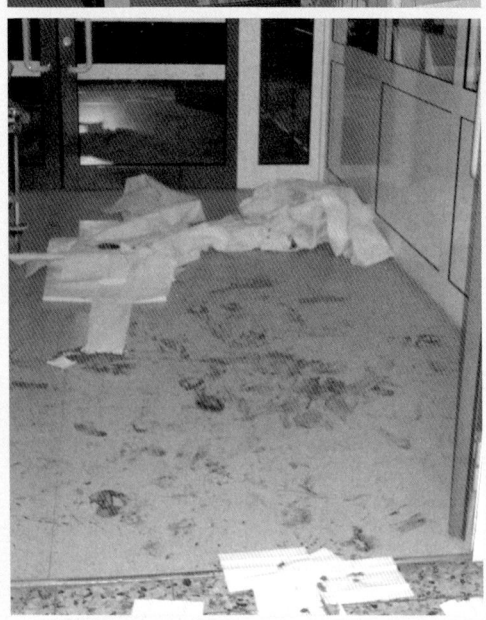

(Quelle: Klinik für Psychiatrie und Psychotherapie, Univ.klinikum des Saarlandes, Homburg/Saar).

6.4 Verhalten bei aggressiven und gefährlichen Patienten

Im Fall der Begegnung mit einem erregten, gespannten oder aggressiven Patienten muss der Notarzt möglicherweise vor der Kontaktaufnahme mit dem Patienten **Maßnahmen zum Eigenschutz** einleiten. Ist ein Gefährdungspotenzial erkennbar oder zu vermuten, so dürfen keine unnötigen Risiken eingegangen werden.

Folgende Regeln sind nach Möglichkeit zu beachten:
- Erregten Patienten nicht allein gegenüber treten.
- Abstand vom Patienten halten.
- Anwesenheit einer ausreichenden Anzahl von Rettungsdienstfachpersonal und Sicherheitskräften sicherstellen.
- Fluchtwege auskundschaften, eröffnen, sichern.
- Entfernung von Hieb-, Stich- und Schusswaffen und anderen gefährlichen Gegenständen.
- Untersuchungs- und Behandlungssituation in sichere Räume legen.
- Sich selbst hinsetzen und auch den Patienten zum Hinsetzen bewegen.
- Erst nach Ergreifung dieser Maßnahmen sollte auf den Patienten vorsichtig zugegangen werden, um ihn auf dem Weg des Gesprächs zu beruhigen.

6

Um sich selbst und seine Mitarbeiter vor gewalttätigen Übergriffen psychisch kranker, erregter Menschen zu schützen, empfiehlt es sich, bereits im Vorfeld das Verhalten in solchen Situationen zu üben. Den besten Schutz bietet ein eingespieltes Team, in dem jeder Beteiligte im „Fall der Fälle" weiß, was zu tun ist. In der konkreten Notfallsituation ist es die Aufgabe des Notarztes, rasch Entscheidungen für eine Gefahrenabwehr, einen Zugriff oder eine manuelle Fixierung zu treffen und jedem Beteiligten seine Position und Aufgabe zuzuweisen.

Bei Gewalttätigkeit ist in jedem Fall unverzüglich die Polizei oder, wo zuständig, das Ordnungsamt zu alarmieren. Ob diese dann eine aktive Rolle im Behandlungsgeschehen spielen oder sich vorzugsweise im Hintergrund halten, ist von der jeweiligen Situation abhängig. Manche Patienten lassen sich allein durch die Präsenz der Ordnungshüter disziplinieren und zur Kooperation bewegen. In anderen Fällen, bei Lebensbedrohung, blindwütigem Rasen oder im Erregungssturm, ist das tatkräftige, gemeinsam koordinierte Vorgehen von Ordnungs- und Rettungskräften zur Verhinderung von Personenschäden unumgänglich.

In einem solchen, sicher seltenen Fall ist ein entschiedenes, unmissverständliches Überwältigen aus zahlenmäßig hoher Überlegenheit anzuwenden.

Mindestens 6, besser 8 kräftige Personen nähern sich entschlossen gemeinsam dem Patienten, nachdem vorher abgesprochen wurde, welcher Helfer für welchen Körperteil verantwortlich ist. Bewährt hat sich folgende Aufteilung: 4 Helfer für Arme und Beine, je 1 Helfer für Kopf, Oberkörper und Bauch. Der Notarzt muss zur Durchführung der notwendigen medizinischen Maßnahmen bereitstehen. Der Patient wird so vereint auf den Boden gezwungen und manuell fixiert, bis eine verlässliche ausreichende Sedierung eingetreten ist. Ein solches Vorgehen sollte nie von weniger als 6 Personen durchgeführt werden, da eine geringere Anzahl Gefahr läuft, einem derart aggressiven Patienten in der Auseinandersetzung zu unterliegen und erheblichen Schaden zu nehmen (→ Fallbeispiel 3). Die verlässliche Sedierung sollte durch den Arzt anhand der Vitalparameter (Puls, Atmung, Blutdruck) bestätigt werden, denn mitunter gelingt es den Patienten, eine Beruhigung vorzutäuschen. Nach erfolgter Überwältigung sollte auch den versprechenden Beteuerungen des Patienten, sich jetzt friedlich zu verhalten, kein Vertrauen geschenkt werden. Ein Transport des Patienten in ein Krankenhaus ist notwendig; nach Möglichkeit sollten die Fixierungen erst auf einer geschlossenen psychiatrischen Abteilung gelöst werden (Pajonk 2001).

Fallbeispiel 3: Erregungszustand mit massiver Aggressivität

Einsatzgrund: Der Notarzt wurde zusammen mit einem RTW von der Polizei in ein Einkaufszentrum gerufen. Vorausgegangen war ein Ladendiebstahl, der von einem Detektiv beobachtet worden war. Der Täter sei angesprochen worden, habe sich nicht ausweisen können. Daraufhin sei die Polizei verständigt worden. Beim Erscheinen der Polizei habe der Täter versucht zu flüchten. Beim Versuch, den Täter aufzuhalten, sei es zu massiver Aggressivität und Gewalttätigkeit des Täters gekommen. Beim Eintreffen des Notarztes befanden sich 10 Polizisten in einem Handgemenge mit einem ca. 25 Jahre alten Mann in der Eingangspassage des Einkaufszentrums. Dieser war bereits teilgefesselt (Handschellen an den Händen), wehrte sich jedoch unvermittelt heftig und rücksichtslos gegen alle Maßnahmen durch Tritte, Bisse sowie Schläge und hatte einige Polizisten bereits deutlich sichtbar verletzt. Der Notarzt wurde um pharmakologische Sedierung des Patienten gebeten.

Diagnose: Erregungszustand unklarer Genese.

Therapie und Verlauf: Das Legen eines Zugangs war aufgrund der Gegenwehr über ca. 10 Minuten nicht möglich; einmalig konnte eine intramuskuläre Injektion (10 mg Midazolam) in den Quadrizeps unter halbwegs gesicherten Umständen durch die Hose platziert werden. Schließlich gelang doch ein intravenöser Zugang, über den 10 mg Midazolam und 10 mg Haloperidol appliziert wurden, bevor sich der Patient wieder losriss und die Verweilkanüle entfernte. Die Injektion blieb ohne Wirkung. Über die nächsten 25 Minuten wurden über 6 Zugänge, von denen 5 nur einmalig benutzbar waren, insgesamt 75 mg Midazolam, 160 mg Diazepam und 120 mg Haloperidol i. v. verabreicht. Erst danach war der Patient soweit sediert, dass die Fixierung komplettiert und er auf eine Trage gelegt werden konnte. Unter kontinuierlicher weiterer Sedierung (Nachforderung eines weiteren RTW, da eigene Medikamentenvorräte erschöpft waren) erfolgte der Transport ins Krankenhaus in Begleitung von 4 Polizisten im RTW und 2 weiteren Streifenwagen. Während des Transports war der Patient jederzeit puls- und blutdruckstabil, leicht erweckbar und zeigte keine Ateminsuffizienz. In der Notaufnahme erfolgte die weitere Sedierung mit Midazolam 15 mg/h über Perfusor plus Haloperidol 10 mg i. v. alle 4 Stunden über die nächsten 24 Stunden unter maximalem Fixierungsschutz und Überwachung. Bei der toxikologischen Untersuchung fanden sich massiv erhöhte Spiegel von Amphetaminen, Amphetamin-Derivaten und Kokain. Anschließend erfolgte das vorsichtige Ausschleichen der Medikation. Nach 3 Tagen war der Patient psychopathologisch unauffällig.

6.5 Dokumentation

Bei einem Einsatz mit Patienten mit Erregungszuständen ist vom Arzt eine genaue Dokumentation zu fordern, damit seine am Patienten durchgeführten Maßnahmen objektiv nachvollziehbar sind. Werden Zwangsmaßnahmen durchgeführt (Medikation und/oder Fixierung), so sind die entsprechenden Schritte für die Beantragung eines Unterbringungsbeschlusses nach dem Gesetz für psychisch kranke Personen (Psych-KG) oder Unterbringungsgesetz (UG) zu veranlassen (s. Kap. 5 *Rechtliche Grundlagen*). Nach einer Behandlung gegen den Willen des Patienten ist eine stationäre Behandlung obligat, je nach Ursache für den Erregungszustand in einem psychiatrischen oder internistischen Krankenhaus.

▨ Literatur

Grisso JA, Schwarz DF, Hirschinger N, Sammel M, Brensinger C, Santanna J, Lowe RA, Anderson E, Shaw LM, Bethel CA, Teeple L. Violent injuries among women in an urban area. New Engl J Med. 1999;25:1899–905.
Hewer W. Erregungszustände, aggressives und fremdaggressives Verhalten. In: Hewer W, Rössler W (Hrsg). Das Notfallpsychiatriebuch. München: Urban & Schwarzenberg; 1998:90–111.
Kardels B, Beine KH, Wenning F. Psychiatrische Notfälle in Hamm/Westfalen. Fortschr Neurol Psychiat. 2003;71: 129–34.

Pajonk FG, Biberthaler P, Cordes O, Moecke HP. Psychiatrische Notfälle aus der Sicht von Notärzten. Anaesthesist. 1998;47:588–94.

Pajonk FG. Der aggressive Patient im Rettungsdienst und seine Herausforderungen. Notfall Rettungsmed. 2001;4:206–16.

Pajonk FG, Grünberg KAS, Paschen HR, Moecke H, Arbeitsgruppe Psychiatrie und Rettungswesen. Psychiatrische Notfälle im Notarztdienst einer deutschen Großstadt. Fortschr Neurol Psychiat. 2001;69: 170–4.

Püschel K, Cordes O. Gewalt gegen Ärzte. Tödliche Bedrohung als Berufsrisiko. Dtsch Ärztebl. 2001;98:153–7.

6

7 Suizidalität

7.1 Epidemiologische Daten

Das Thema Suizidalität wird in der Akutmedizin noch immer unterschätzt. **Suizide** gehören zu den häufigsten Todesursachen im westlichen Kulturkreis. In Deutschland ist die Rate der an Suiziden verstorbenen Menschen in den letzten Jahren zwar kontinuierlich leicht rückläufig. Im Jahr 2004 verstarben 10 733 Menschen an den Folgen eines Suizids, 7 939 Männer (74 %) und 2 794 Frauen (26 %). Damit liegt die Gesamtsuizidrate (Zahl der Suizide pro 100 000 Einwohner pro Jahr) bei knapp 12 (Statistisches Bundesamt 2005).

In vielen europäischen Staaten, mit Ausnahme südeuropäischer Länder, ebenso in den USA und in Kanada nehmen die Suizidraten eher zu. Vor allem ist eine steigende Tendenz in der Altersgruppe der 15- bis 35-Jährigen festzuhalten (Diekstra 1996). In Deutschland ist das Durchschnittsalter bei Begehen eines Suizids in den vergangenen 20 Jahren um 3 Jahre auf ca. 54 Jahre gestiegen, die betroffenen Männer sind im Durchschnitt über 6 Jahre jünger als die Frauen. Die Suizidrate erreicht ihren Gipfel um das 80. Lebensjahr.

Da **Suizidversuche** nicht meldepflichtig sind, gibt es keine zuverlässigen Statistiken über die Häufigkeit von Suizidversuchen. Aufgrund epidemiologischer Untersuchungen wird davon ausgegangen, dass die Häufigkeit von Suizidversuchen um den Faktor 10–20 höher liegt als die von vollendeten Suiziden. Dementsprechend muss in Deutschland mit mindestens 120 000 Suizidversuchen pro Jahr gerechnet werden. Während Suizide deutlich häufiger von Männern verübt werden, ist bei Suizidversuchen der Anteil von Frauen wesentlich höher. Der Häufigkeitsgipfel von Suizidversuchen liegt im jungen Erwachsenenalter (Schmidtke et al. 1996). Speziell in den letzten 10 Jahren ist in den westlichen Ländern ein markanter Anstieg von Suizidversuchen bei jungen Männern festzustellen.

Suizide und Suizidversuche in der Notfallmedizin: Erst in den vergangenen Jahren wurden systematische Untersuchungen über die Häufigkeit von Suizidalität, Suizidversuchen und Suiziden im Notarztdienst durchgeführt.

Dabei fand sich, dass bei ca. 25–35 % aller Patienten mit psychischen Störungs-bildern, die vom Notarzt gesehen werden, ein Suizidversuch oder akute Suizi-dalität vorlag (Pajonk et al. 2002, Pajonk et al. 2004). Auffällig war weiterhin, dass im Gegensatz zu den epidemiologischen Daten der Gesamtbevölkerung im Notarztdienst weit mehr Männer sowohl mit Suiziden als auch mit Suizid-versuchen behandelt werden.

7.2 Definitionen und Methoden

Definitionen
- **Suizidversuch:** Ein Verhalten, das in selbstmörderischer Absicht mit nicht tödlichem Ausgang erfolgt. Hierzu zählen auch Handlungen, die unter-brochen wurden, bevor eine tatsächliche Schädigung eintrat.
- **Suizidgesten:** Handlungen, die keine ernsthafte Lebensgefahr nach sich ziehen („appellatives Verhalten").
- **Suiziddrohung:** Alle verbalen Äußerungen oder Handlungen, die selbst-schädigendes Verhalten ankündigen.
- **Suizidideen (-absichten):** Alle Gedanken an suizidale Handlungen.

Diese Differenzierung gibt leider keine Hinweise zur Gefahr, an einem Suizid-versuch oder an einer Suizidgeste zu versterben. Viele Menschen, die selbst-schädigendes Verhalten in appellativer Absicht begehen, versterben daran. Auch wenn hinter einem Suizidversuch klar ein Hilferuf in einer bedrän-genden, nicht mehr allein zu beherrschenden Notlage erkennbar ist (**parasu-izidale Geste, Appell**), oder aber die Situation nahelegt, dass eine belastende Situation z. B. durch die Einnahme einer erhöhten Dosis von Hypnotika been-det oder vorübergehend vergessen werden soll (**parasuizidale Pause, Zäsur**), darf nicht vergessen werden, dass Motive der Autoaggression, des interperso-nellen Appells und der situativen Zäsursetzung sich meist vermengen (Feuer-lein 1971).

Die **Methoden einer Selbsttötung** unterscheiden sich nach den Geschlech-tern und danach, ob ein Suizidversuch tödlich endet (vollendeter Suizid) oder nicht. Frauen bevorzugen sog. „weiche", Männer sog. „harte" Methoden. Beim Suizidversuch stehen Intoxikationen (Medikamente und/oder Alkohol) ganz im Vordergrund, die mit einer höheren Überlebenschance verbunden sind. Beim vollendeten Suizid spielen die sog. „harten Methoden" (allein ca. 50 % durch Erhängen und Strangulation, darüber hinaus Erschießen, Sturz aus gro-ßer Höhe) eine größere Rolle und werden von Männern häufiger angewendet als von Frauen (Statistisches Bundesamt 2005).

Der Notarzt wird überwiegend zu schweren Suizidversuchen oder vollendeten Suiziden mittels „harter" Methoden gerufen. Bei Suizidversuchen mittels Intoxikationen wird dagegen häufig kein Notarzt nachalarmiert; diese Patienten werden oft vom Rettungsdienst direkt in eine Klinik transportiert, wenn keine unmittelbare vitale Bedrohung vorliegt. Dies ist mit ein Grund dafür, warum der Notarzt deutlich mehr männliche als weibliche Suizidenten sieht.

7.3 Einschätzung der Suizidgefährdung

Die Abschätzung der Suizidgefährdung eines Patienten bzw. bereits das Erkennen suizidaler Tendenzen oder Gedanken kann für einen Facharzt für Psychiatrie und mehr noch für einen in der Psychiatrie unerfahrenen Notarzt äußerst schwierig sein. Von nicht psychiatrisch geschultem Personal wird die Suizidgefährdung eher unterschätzt (Suokas u. Lonngvist 1989). Der gesunde Menschenverstand ist in der Regel nicht ausreichend, um die „Ernsthaftigkeit" einer Ankündigung oder eines bereits erfolgten Versuchs beurteilen zu können. Hierfür sind eine langjährige psychiatrische Ausbildung und Erfahrung bzw. hilfsweise die Anwendung etablierter Verfahren zur Risikoabschätzung (z.B. Fragenkatalog von Pöldinger) erforderlich.

Zur **Bestimmung der konkreten Suizidalität** sollte der Notarzt zu folgenden Punkten zu einer Einschätzung gelangen:
- Bestehen beim Patienten Risikofaktoren?
- Besteht beim Patienten eine psychiatrische Erkrankung?
- Befindet sich der Patient in einer akuten oder chronischen Krise?
- Liegen psychopathologisch relevante Symptome vor?
- Finden sich Zeichen für eine suizidale Entwicklung?
- Besteht ein „präsuizidales Syndrom"?
- Wie hoch ist die aktuelle Suizidalität einzuschätzen?

Risikofaktoren für Suizidversuche

Folgende Risikofaktoren wurden für Suizidversuche identifiziert:
- Suizidversuche in der Vorgeschichte,
- Suizidversuche im nahen Familien- oder Freundeskreis,
- psychiatrische Erkrankungen (insbesondere Depression, Schizophrenie und Abhängigkeitserkrankungen),

- bei Beginn oder Abklingen einer depressiven Phase,
- Vereinsamung oder wenn keine Hindernisse vorhanden sind (z. B. religiöse Überzeugungen, zu versorgende Familie) oder dies dem Patienten „egal" ist,
- niedrige soziale Schicht, geringe Schul- und Berufsbildung, Arbeitslosigkeit,
- sexueller Missbrauch,
- städtisches Gebiet,
- junge Frauen.

Der wichtigste Prädiktor ist ein vorausgegangener Suizidversuch! Die Gefahr einer Wiederholung der Suizidhandlung ist in den ersten Monaten nach einem Suizidversuch besonders hoch. Im Laufe eines 10-Jahres-Zeitraums versterben ca. 10 % an weiteren Suizidversuchen. Etwa 20–30 % aller Suizidanten wiederholen ihren Suizidversuch (Bronisch 2002). Auch der Hinweis auf Suizide in der Familienanamnese ist eine weitere wichtige Risikovariable.

Neben dem Lebensalter (3-fach erhöhte Suizidziffer ab dem 65. Lebensjahr) sind auch soziodemografische Variablen (vor allem alleinstehend, geschieden, verwitwet, arbeitslos), das Fehlen tragender zwischenmenschlicher Beziehungen sowie zunehmende körperliche und psychische Erkrankungen von Bedeutung.

■ Risikofaktor psychiatrische Erkrankungen

Suizidalität ist in über 90 % mit dem Vorhandensein einer psychiatrischen Erkrankung oder akuten Krise verknüpft. Menschen unterhalb des 30. Lebensjahres verüben Suizidversuche vor allem im Gefolge einer Krise bzw. im Zusammenhang mit einer akuten Belastungsreaktion (Michel et al. 1994). Bei älteren Menschen liegt überwiegend eine psychiatrische Erkrankung vor (Schmidtke et al. 1996, Bronisch 2002), dabei handelt es sich insbesondere um:
- Depressionen,
- Schizophrenien,
- Alkohol- und Drogenabhängigkeit,
- Panikstörungen,
- Persönlichkeitsstörungen (vor allem Borderline-Typ, antisoziale Persönlichkeit),
- organische Psychosyndrome.

> Von besonderer Bedeutung ist, dass bei Patienten mit **psychiatrischer Komorbidität**, z. B. bei Patienten mit Alkoholabhängigkeit und Depression, die Suizidgefahr exponentiell ansteigt.

Ungefähr 80 % aller Patienten, die einmalig oder mehrfach an einer depressiven Störung erkrankt sind, berichten über Suizidgedanken, etwa 30 % verüben einen Suizidversuch. 15–20 % aller Patienten mit schweren oder rezidivierenden Depressionen, die stationär behandelt wurden, versterben durch Suizid. Auch für Patienten mit Alkoholabhängigkeit ist die Suizidrate hoch, ca. 12–14 % suizidieren sich im Verlauf der Erkrankung. Das Risiko ist zwischen dem 30. und 45. Lebensjahr am höchsten. Bei bestehender Polytoxikomanie ist die Suizidrate am höchsten, zusätzlich ist von einer hohen Dunkelziffer bei den Drogentoten auszugehen (Bronisch 2002). Patienten mit akuten, schubförmig oder chronisch verlaufenden schizophrenen Störungen versterben in ca. 12 % durch Suizid.

Suizidhandlungen können plötzlich und unvermittelt und in kaum erwartbarer Radikalität erfolgen. Die Suizidmotive sind von außen oft schwer nachvollziehbar, vor allem wenn Wahnerleben oder akustische Halluzinationen in Form imperativer Stimmen vorliegen. Auch bei hirnorganischen Störungen kann Suizidalität abrupt auftreten. Der typische Ablauf einer suizidalen Entwicklung in Stadien (s. u.) liegt selten vor.

■ Psychische Krisen

Suizidversuche sind speziell bei jüngeren Menschen oft Reaktionen auf kurzfristige, reaktive psychische Störungen im Zusammenhang mit Lebenskrisen. Eine psychische Krise ist definitionsgemäß ein zeitlich befristetes Ereignis, das sich aus einer akuten Überforderung eines gewohnten Verhaltens- und Bewältigungssystems durch belastende äußere oder innere Auslöser ergibt (Simmich et al. 1999), s. Kap. 3 *Krisenintervention*. Die akute Überforderung kann das Produkt eines kritischen Lebensereignisses sein, das kurzfristig und heftig einwirkt (**traumatische oder situative Krise**), oder das Resultat einer länger andauernden, kumulativen Belastung (**Lebensveränderungskrise, Entwicklungskrise**). Diese kritischen Lebensereignisse können sowohl erwartet als auch unerwartet eintreten und werden als Einschnitte, Übergänge oder Zäsuren im Lebenslauf betrachtet, die mit einer besonderen affektiven Tönung einhergehen und erhebliche Anpassungsleistungen vom Individuum erfordern (Filipp 1997). Beispiele sind Natur- oder technische Katastrophen, Gewaltverbrechen, drohende oder eingetretene Verluste von Angehörigen, psychosoziale Bedrohungen (Arbeitsplatzverlust, Verlust von Eigentum) und gravierende

Bedrohungen des Selbstwertgefühls (z. B. partnerschaftliche Kränkungen und Konflikte, Statusverlust).

> Häufig spielen subjektiv unlösbare Selbstwert- oder Aggressionskonflikte eine Rolle. Auch wenn ein hoher Prozentsatz der verübten Suizidversuche als sog. „Kurzschlusshandlung" zu begreifen ist, geht der eigentlichen Suizidhandlung oft eine längere Entwicklung voraus.

Die **zentralen Merkmale eine Krise** sind (D'Amelio et al. 2006):
- Zusammenhang mit einem emotional bedeutsamen Ereignis, mit einer bedeutsamen Veränderung der Lebensumstände,
- akuter, zeitlich begrenzter Zustand,
- Verlust des seelischen Gleichgewichts,
- Infragestellung zentraler Überzeugungen oder Ziele des Individuums,
- Überforderung der Copingstrategien der Betroffenen,
- Gefühl des Kontroll- und Selbstwertverlusts,
- Auftreten sehr starker Emotionen,
- Gefahr, sich selbst oder anderen schweren Schaden zuzufügen.

Je mehr eine Situation vom Individuum als existenziell bedrohlich oder gefährlich eingeschätzt wird und je niedriger die individuellen Ressourcen zum Aushalten oder Bewältigung dieser Bedrohung angesehen werden, desto eher werden die Reaktionen des Betreffenden von dem Gefühl geprägt sein, überfordert zu sein, „überflutet" oder gar „verrückt" zu werden. Zusätzlich besteht die Gefahr, dass früher nicht bewältigte Ereignisse reaktiviert werden können.

> Bei der Exploration sollte sich der Notarzt nicht mit einer vordergründig plausiblen Erklärung eines Suizidversuchs durch eine akute psychische Krise zufriedengeben. In jedem Fall muss auch nach möglichen vorbestehenden psychiatrischen Erkrankungen oder Behandlungen gefragt werden.

■   **Suizidale Entwicklung**

Oft können mehrere Stadien einer suizidalen Entwicklung beobachtet werden, vor allem im Rahmen von Krisen sowie bei Depressionen und Angsterkrankungen (Abb. 7.**1**) (Pöldinger 1982). Im **Stadium der Erwägung** wird der Suizid als mögliche Problemlösung in einer individuell nicht mehr beherrschbaren Krisensituation überdacht. Im **Stadium der Ambivalenz** halten sich lebenserhaltende und selbstdestruktive Tendenzen die Waage. In bis zu 80 %

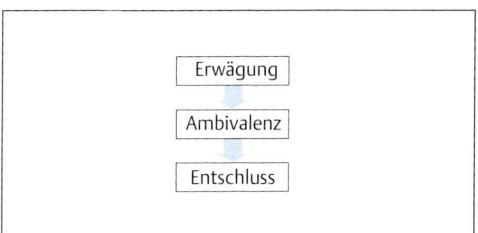

Abb. 7.**1** Phasenmodell der Suizidalität (Pöldinger 1982).

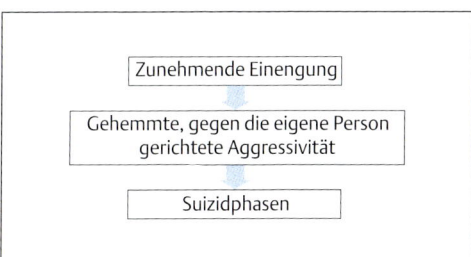

Abb. 7.**2** Präsuizidales Syndrom (Ringel 1969).

7

werden Andeutungen über Suizidalität gemacht, auch gegenüber professionellen Helfern oder Familienangehörigen, etwa die Hälfte der Patienten hat im Monat vor ihrem Suizidversuch einen Arzt aufgesucht. Das Ausmaß der suizidalen Gefährdung wird aber oft nicht mitgeteilt bzw. wird nicht erkannt. Das **Stadium des Entschlusses** ist gekennzeichnet durch das Treffen konkreter Vorbereitungen für einen Suizid. Das Individuum ist nicht mehr offen für einen Kontakt mit anderen. Häufig berichten Angehörige, Ärzte und Therapeuten rückblickend, dass die betroffene Person unmittelbar vor dem Suizid/Suizidversuch „sehr ruhig und erleichtert" gewirkt habe.

Präsuizidales Syndrom

Nach Ringel kann das Ausmaß einer unmittelbaren suizidalen Gefährdung bei einem Menschen durch das Vorliegen eines sog. „präsuizidalen Syndroms" objektiviert werden (Abb. 7.**2**) (Ringel 1969). Zunächst kommt es zu einer zunehmenden Einengung der Lebenssituation, der zwischenmenschlichen Beziehungen und der Wertewelt. In der Folge werden Wahrnehmungen, Gedanken und Gefühle zunehmend eingeengt. Bestehende Aggressionen werden schließlich gegen sich selbst gewendet. Suizidphantasien drängen sich auf, bis der Suizid die einzig logische Lösung erscheint.

■ Einschätzung der konkreten Gefährdung

Die Einschätzung der konkreten Suizidgefährdung im Sinne der Gefährdung für eine **unmittelbare Umsetzung von suizidalen Handlungen** kann mit Hilfe etablierter Fragetechniken erleichtert werden. Die in Tab. 7.**1** genannten Kriterien können einen Hinweis auf ein erhöhtes Suizidrisiko geben (Dorrmann 1996, Weisker 1999).

Tabelle 7.**1**   Kriterien für das Vorliegen einer akuten Suizidalität (D'Amelio et al. 2006)

Eine akute Suizidalität besteht:
- wenn der Patient sich von einer suizidalen Handlung nicht distanzieren kann
- wenn Suizidgedanken länger andauern, häufig auftreten und automatischen bis zwanghaften Charakter aufweisen
- wenn die Methoden zur Suizidhandlung gut durchdacht und/oder verfügbar sind, der Patient in Besitz einer „Anleitung zum Suizid" ist, sich z. B. in bestimmten Internet-Seiten/Chat-Räumen aufhält
- wenn konkrete Vorbereitungen getroffen sind (z. B. Tabletten gesammelt, Abschiedsbrief geschrieben, Testament aufgesetzt)
- wenn der Patient mehr Gründe fürs Sterben als fürs Leben nennt
- wenn der Patient über starke Schuld- oder Wutgefühle berichtet (→ Gefahr des „erweiterten" Suizids)
- wenn eine geringe Wahrscheinlichkeit besteht, dass Sozialpartner einschreiten können
- wenn der Patient seine Überlegungen gelassen schildert und seine Argumente einen (pseudo-) „rationalen" Entscheidungsprozess vermuten lassen
- wenn nach Angst, Depressivität oder Verzweiflung sich plötzlich eine unerklärliche Gelassenheit oder Heiterkeit beim Patienten einstellt.

Wenn ein Betroffener gegenüber Notarzt, Rettungsmitarbeitern oder Bezugspersonen einen Suizidversuch ankündigt, ist diese Äußerung unbedingt ernst zu nehmen. Bei Verdacht auf Suizidalität sollten Patienten immer **konkret** darauf angesprochen werden. Viele Patienten fühlen sich dadurch zunächst entlastet. Je konkreter die Vorstellungen oder Vorbereitungen (z. B. Abschiedsbrief, Besorgung von entsprechenden Werkzeugen, Pläne für die Umsetzung) des Patienten sind, desto größer ist auch die Gefahr für eine Handlung in suizidaler Absicht (Pajonk 2000, Meyer 2001). In diesem Fall müssen Maßnahmen zur Sicherheit des Patienten getroffen werden (z. B. diesen nicht unbeaufsichtigt zu lassen, Aufklärung von Angehörigen, den Patienten nicht allein zu lassen, auch wenn dies verantwortbar erscheint). Bei nicht eindeutiger Beurteilung des Suizidrisikos sollten unbedingt eine fachpsychiatrische Untersuchung und Begutachtung durchgeführt werden.

7.4 Diagnostische Abklärung der Suizidalität

Im Rahmen der differenzialdiagnostischen Abklärung von Suizidalität müssen durchgeführt werden:
- Anamnese,
- körperlich-neurologische Untersuchung,
- soweit möglich laborchemische Bestimmungen (z.B. Blutzuckerschnelltest).

Zur Beurteilung des **körperlich-neurologischen Status** sollten beobachtet werden:
- äußere Erscheinung (z.B. Pflegezustand, Motorik, Gestik, Verletzungen),
- vegetative Funktionen (z.B. Tremor, Schweißsekretion, Pupillen),
- psychopathologischer Befund (z.B. Bewusstseinslage, Orientiertheit, Kohärenz des Denkens, Ordnung des Gespräches, pathologische Wahrnehmung oder Denkinhalte, Misstrauen).

7

> Speziell muss erfragt werden,
> - ob sich der Patient in einer nervenärztlichen oder psychotherapeutischen Behandlung befindet und/oder kürzlich aus einem psychiatrischen Krankenhaus entlassen wurde,
> - ob der Patient eine psychopharmakologische Medikation einnimmt oder eingenommen hat, und wenn ja, welche.

Hieraus können wichtige Schlussfolgerungen über eine zugrunde liegende psychiatrische Erkrankung gezogen werden. Da nicht alle Patienten kooperationsbereit sein werden, wird sich der Arzt häufig nur mit unvollständigen Daten begnügen müssen; bei manchen Patienten ist schließlich gar keine Befragung/Untersuchung möglich. In diesen Fällen ist der Arzt ganz auf seine Beobachtungsgabe und ggf. eine Fremdanamnese angewiesen. Auch auf der Basis unvollständiger Angaben und Untersuchungsergebnisse müssen Entscheidungen getroffen und die Art der Krisenintervention festgelegt werden.

7.5 Beurteilung der Situation

Die Konfrontation mit einem suizidalen Patienten während eines notärztlichen Einsatzes ist eine emotional belastende Herausforderung. Eine allgemeine Aufregung und Verunsicherung bei Angehörigen, Abwehrbestrebungen des Suizidanten selbst mit Verschlossenheit, Zurückweisung, Bagatellisierung, Beschämung oder aber offener Schuldzuweisung erschweren eine ruhige Klärung der Situation vor Ort. Speziell wenn Einsätze mit suizidalen Patienten in der Öffentlichkeit stattfinden (z.B. Bahnhof, Autobahn, Einkaufsstraße), stehen Notarzt und Rettungsdienst im Mittelpunkt des Geschehens, das mitunter medial aus der Gruppe der Zuschauer dokumentiert wird (Pajonk 2000).

Häufige emotionale Reaktionen des Arztes sind ängstliche Irritation, Betroffenheit oder Verärgerung (z.B. auf den Versuch der Manipulation durch den Patienten), oder es besteht ein nur schwer zu ertragender Entscheidungsdruck, eventuell gegen den Willen des Patienten Maßnahmen mit weitreichenden juristischen Konsequenzen treffen zu müssen. In dieser Situation ist vom Notarzt gefordert:

- Motivanalyse der Suizidalität,
- psychopathologischen Befunderhebung,
- Bewertung der Gefährlichkeit des gewählten suizidalen Vorgehens.

Ist es möglich, mit dem Patienten in einen offenen und klärenden Gesprächskontakt zu treten, zeigt dieser eine Betroffenheit über sein Handeln, ist er froh, überlebt zu haben, sucht er nach Hilfe, so kann der Arzt die Möglichkeiten einer psychotherapeutischen oder psychiatrischen Krisenintervention anbieten.

7.6 Krisenintervention

Im Rahmen der Krisenintervention sind alle Maßnahmen darauf auszurichten, in einen **ruhigen Dialog** mit dem Patienten zu treten. Die genaue Ausgestaltung hängt nicht nur von der konkreten Situation, sondern auch von der Persönlichkeit des Patienten und der Persönlichkeit des Arztes ab (s. Kap. 3 *Krisenintervention*). In Tab. 7.**2** finden sich die allgemeinen Grundsätze und ersten Behandlungsziele im Umgang mit suizidalen Patienten.

Es hängt vom menschlichen und ärztlichen Geschick des Notarztes ab, ob sich der Patient auf ein Bündnis einlässt. Der Patient muss in seinem Wahrnehmen, Fühlen und Erleben ernst genommen werden und sich ernst genommen fühlen, auch über die Verständnisfähigkeit des Notarztes hinaus. Erst dann ist die eigentliche Voraussetzung dafür geschaffen, die Motive und Gründe der Suizidalität weiter zu klären. Viele Patienten lassen schließlich doch Maßnahmen zu, wenn ihnen der Sinn verständlich gemacht wird.

Das **Grundmuster empfohlenen ärztlichen Verhaltens** gibt Abb. 7.**3** wieder. Die Haltung zum Einsatz sollte durch Entschlossenheit, die zum Patien-

Tabelle 7.**2** Grundsätze und ersten Behandlungsziele im Umgang mit suizidalen Patienten

Grundhaltung	Kontraproduktiv und zu vermeiden sind	Erste Ziele
• Geduld • Empathische Anteilnahme • Offenes Gesprächsangebot • Besonnene, klare Haltung • Echtheit • Sich in die Erlebniswelt des Patienten hineinversetzen	• Ungeduld und Ärger • Vorwürfe und Schuldzuweisungen • Anzweifeln des vom Patienten subjektiv real Erlebten • Vorschnelle therapeutische Ratschläge • Verharmlosende Relativierung der Situation („Das wird schon wieder") • Appelle an den gesunden Menschenverstand („Reißen Sie sich mal zusammen")	• Die eigene Sicherheit gewährleisten • In einen Dialog treten • Den Sinn des Einsatzes vermitteln • Die Notwendigkeit der Behandlung darlegen • Das geplante Vorgehen erläutern • Vertrauensvolle Beziehung aufbauen • Den Patienten aus einer Gefahrensituation herausholen

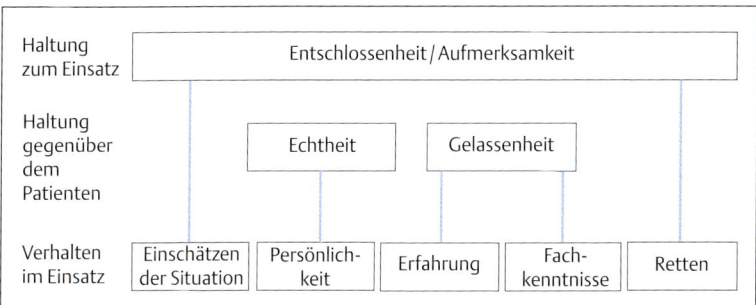

Abb. 7.**3** Haltung des Arztes zum Einsatz (Pajonk 2000).

ten durch Echtheit (Authentizität, Kongruenz im Sinne des Modells nach Rogers) und Gelassenheit gekennzeichnet sein. Entschlossenheit beinhaltet eine wache Aufmerksamkeit, Patient und Umgebungsbedingungen wahrzunehmen und nach Hinweisen für Gefährdungen und Möglichkeiten der Intervention zu suchen. Sie muss zudem als Standfestigkeit verstanden werden, Entscheidungen durchzutragen, die nach genauer Abwägung der Situation getroffen wurden – auch gegen den Widerstand von Patienten oder Ordnungskräften. Bei aller Belastung sollte die Situation dennoch so entspannt wie möglich gestaltet werden. Hier fließen Persönlichkeit, Fachkenntnisse und Erfahrung des Retters ein (Pajonk 2000).

Manche Patienten fordern den Notarzt sogar auf, Suizidalität zu verhindern, und verlangen diagnostische oder therapeutische Maßnahmen *(„Spritzen Sie mir 20 mg Diazepam, dann geht es wieder!")*, verweigern aber jede Kooperation bei einer längerfristigen Behandlung und lehnen jeden Transport in eine psychiatrische Ambulanz oder in ein Kriseninterventionszentrum ab. Sollte sich der Notarzt weigern, wird mit Suizidalität gedroht. Mitunter wird der Notarzt hierzu auch mehrfach täglich angefordert. In einem solchen Fall sollte ein Psychiater zur Beurteilung herangezogen werden. Ist keiner verfügbar, bleiben dem Notarzt 3 Möglichkeiten:

- Er kann dem Drängen des Patienten nachgeben, in der Hoffnung, so einen Suizidversuch verhindern zu können.
- Er kann eine nicht indizierte medikamentöse Behandlung verweigern, mit dem Risiko, dass tatsächlich ein Suizidversuch verübt wird.
- Oder er kann von einer gegebenen Suizidgefährdung ausgehen und den Patienten ggf. mit Hilfe von Ordnungskräften in eine psychiatrische Klinik einweisen.

Entscheidend ist die subjektive Einschätzung der Suizidgefährdung durch den Notarzt.

Bei Suizidgedanken, die weniger konkret sind, ist es unter Umständen ärztlich verantwortbar, den Patienten zu Hause zu belassen, wenn dieser eine stationäre Einweisung ablehnt, aber bereit ist, sich einer ambulanten nervenärztlichen oder psychotherapeutischen Behandlung zu unterziehen. In diesem Fall ist sicherzustellen, dass der Patient nach dem notärztlichen Kontakt nicht allein bleibt, dass Familienangehörige oder Bekannte für eine zwischenzeitliche Betreuung zur Verfügung stehen und auch konkrete therapeutische Maßnahmen für die nächsten Tage getroffen werden, wie z. B. Terminvereinbarungen für die ambulante Vorstellung bei einem Psychotherapeuten, Psychiater oder Krisendienst.

Liegt der manifesten Suizidalität eine eigenständige psychiatrische Erkrankung zugrunde, weisen Suizidmethode und Umstände der Suizidhandlung auf eine ernsthafte Suizidalität hin, sind gravierende Risikofaktoren zu eruieren, ist der Patient weiterhin suizidgefährdet, dann ist eine stationär-psychiatrische Einweisung unumgänglich.

Die Krisenintervention mit dem suizidalen Patienten ist die Grundlage des ärztlichen Handelns. Unter Umständen ist aber auch der Einsatz von Psychopharmaka indiziert.

7.7 Pharmakotherapie

Eine Pharmakotherapie bei bestehender Suizidalität macht eine psychotherapeutische Krisenintervention nicht überflüssig.

> Psychopharmaka sollten **nur begleitend zu Gesprächen** verabreicht werden und
> nur, wenn durch eine psychotherapeutische Intervention keine zuverlässige Dis-
> tanzierung von der Suizidalität erzielt werden kann. Nach Gabe von angst- oder
> spannungslösenden Medikamenten muss der Verlauf intensiv überwacht werden.
>
> **Zu beachten ist, dass eine Intoxikation in der Regel eine Kontraindikation
> für die Gabe von Psychopharmaka darstellt.**

7

In der Notfallmedizin müssen rasch und effektiv wirksame Pharmaka verabreicht werden. Geeignet sind bei bestehender akuter Suizidalität die in Tab. 7.**3**
aufgeführten Substanzen in Abhängigkeit vom zugrunde liegenden Syndrom
(Pajonk et al. 2006).

Durch eine pharmakologische Behandlung kann bereits präklinisch ein
ausreichendes Maß an Verminderung der inneren Spannung und Beruhigung
erreicht werden. Dies führt nicht selten zu einer (glaubwürdigen) Distanzie-
rung von Selbsttötungsgedanken und ermöglicht den Verbleib im häuslichen
Umfeld oder den unproblematischen Transport in eine Fachklinik. Es ist dabei aber zu bedenken, dass nach Abklingen der Wirkung des Medikaments die
Suizidalität wieder auftreten kann.

Tabelle 7.**3**   Pharmakotherapie bei bestehender akuter Suizidalität (Pajonk et al. 2006)

Vorliegendes Syndrom	Therapie
Angst, Depression, Unruhe, Erregung, ohne psychotischen Symptome	Lorazepam 1–2,5 mg i. v., i. m. oder p. o. *oder* Diazepam 5–10 mg i. v. (eine i. m. Applikation führt zu unzureichenden Wirkspiegeln in der Akutsituation)
Paranoid-halluzinatorisches Syndrom, schwerste Unruhe oder Erregung, Aggressivität, Gewalttätigkeit	Lorazepam 1–2,5 mg i. v. oder i. m. *oder* Diazepam 5–10 mg i. v. (eine i. m. Applikation führt zu unzureichenden Wirkspiegeln in der Akutsituation) *plus* Haloperidol 5–10 mg i. v. oder i. m.

In der notärztlichen Situation kann auf die Gabe von **Antidepressiva** verzichtet werden. Antidepressiva entfalten erst nach einem längeren Zeitraum ihren vollen therapeutischen Effekt. Die Einleitung einer antidepressiven Medikation bleibt der Klinik bzw. dem Psychiater vorbehalten.

7.8 Rechtliche Situation

Bevor ein Patient gegen seinen Willen behandelt wird, muss zunächst über einen ausreichend langen Zeitraum versucht werden, ihn von der Notwendigkeit der zu treffenden Maßnahmen zu überzeugen und hierzu seine Zustimmung zu erlangen. Sollte keine Zustimmung zu einem notwendigen diagnostischen oder therapeutischen Vorgehen zu erhalten sein, so sehen Gesetze Möglichkeiten zur Behandlung und zum Transport des Patienten auch gegen dessen Willen vor.

Mit Ausnahme sog. seltener Bilanzsuizide psychiatrisch unauffälliger Patienten finden die meisten Suizidversuche auf dem Boden einer krisenhaften Zuspitzung einer Belastungssituation oder psychiatrischen Erkrankung statt. Behandlungen und stationäre Einweisungen gegen den Willen des Patienten sind daher rechtlich dadurch gerechtfertigt, dass die Mehrzahl der Suizidenten den suizidalen Akt in einem Zustand **krankhafter Einschränkung der freien Willensbildung** begehen. Der Arzt ist verpflichtet, „das Leben zu erhalten, die Gesundheit zu schützen und wiederherzustellen sowie Leiden zu lindern", unabhängig davon, was der Patient oder er selbst wünschen, anderenfalls macht er sich der unterlassenen Hilfeleistung (§ 323 c StGB) bzw. der Körperverletzung durch Unterlassen (§ 223 in Verbindung mit § 13 StGB) schuldig.

Gesetzliche Grundlagen über die zwangsweise Behandlung von Menschen gegen ihren Willen divergieren in Abhängigkeit vom Bundesland (z.B. Hamburger Psych-KG, Saarländisches Unterbringungsgesetz). Um eine Unterbringung zu rechtfertigen, bedarf es des Vorliegens einer akuten Gefahr für Leib und Leben für sich oder andere bzw. einer hierfür (unmittelbar bevorstehenden) „Gefahr im Verzuge", die nicht anders als durch die Unterbringung auf einer geschützten psychiatrischen Station abgewendet werden kann. Um diese Gefahrenabwehr realisieren zu können, müssen unter Umständen Polizei, andere Ordnungskräfte bzw. weitere Rettungsmittel nachgefordert werden. Manche Patienten lassen sich allein durch die Präsenz der Ordnungshüter zu einer Kooperation bewegen, ohne dass diese selbst eingreifen müssen. Grundkenntnisse der regionalen Bestimmungen werden jedem Notarzt empfohlen (s. Kap. 5 *Rechtliche Grundlagen*).

▨ Literatur

Bronisch T. Suizidalität. In: Möller HJ, Laux G, Kapfhammer HP (Hrsg). Psychiatrie und Psychotherapie. Berlin – Heidelberg – New York: Springer; 2002:1745–63.

D'Amelio R, Archonti C, Falkai P, Pajonk FG. Psychologische Konzepte und Möglichkeiten der Krisenintervention in der Notfallmedizin. Notfall Rettungsmed. 2006;9:194–204.

Diekstra RFW. The epidemiology of suicide and parasuicide. Archs Suicide Res. 1996;2:1–29.

Dorrmann W. Suizid: Therapeutische Interventionen bei Selbsttötungsabsichten. München: Pfeiffer; 1996.

Feuerlein W. Selbstmordversuch oder parasuizidale Handlung? Tendenzen suizidalen Verhaltens. Nervenarzt. 1971;42:127–30.

Filipp HS. Kritische Lebensereignisse. München: Urban & Schwarzenberg; 1997.

Meyer W. Suizidale Krisen und deren Intervention in der Inneren Medizin. Internist. 2001;42:885–93.

Michel K,. Jaeggi C, Sturzenegger M, Valach L. Characteristics of young suicide attempters and their importance for helpers. Psychother Psychosom Med Psychol. 1994;44:1–6.

Pajonk FG. Der Umgang mit suizidalen Patienten im Notarzt- und Rettungsdienst. Anästhesiol Intensivmed. 2000;41:783–8.

Pajonk FG, Grünberg K, Moecke Hp, Naber D. Suicides and suicide attempts in emergency medicine. Crisis. 2002;23:68–73.

Pajonk FG, Schmitt P, Luiz T, Madler C. Psychiatrische Notfälle im Notarztdienst – eine prospektive vergleichende Untersuchung an zwei Notarztstandorten. Nervenarzt. 2004;75(Suppl 2):372.

Pajonk FG, Stoewer S, Kinn M, Fleiter B. Psychopharmakotherapie in der Notfallmedizin. Notfall Rettungsmed. 2006;9:393–402.

Pöldinger W. Erkennung und Beurteilung der Suizidalität. In: Reimer C (Hrsg). Suizid. Ergebnisse und Therapie. Berlin – Heidelberg – New York: Springer; 1982.

Ringel E. Selbstmordverhütung. Bern: Huber; 1969.

Schmidtke A, Weinacker B, Fricke S. Epidemiologie von Suizid und Suizidversuch. Nervenheilkunde. 1996;15:496–506.

Simmich T, Reimer C, Alberti L, Bronisch T, Erbe C, Milch W, Plaß A. Empfehlung zur Behandlungspraxis bei psychotherapeutischen Kriseninterventionen. Psychotherapeut. 199;6:394–8.

Statistisches Bundesamt. Todesursachen 2004 Deutschland. 2005.

Suokas J, Lonnqvist J. Evaluation of attempted suicides: a comparative study of staff in a general hospital and consulting staff in a psychiatric hospital. Crisis. 1989;10:123–31.

Weisker I. Krisenintervention bei Suizidenten. Nervenheilkunde. 1999;18:376–9.

7

8 Notfälle durch Alkohol und Drogen

Etwa die Hälfte der psychiatrischen Notfälle, die vom Notarzt versorgt werden, geschehen unter Beteiligung von Alkohol und Drogen. Den größten Anteil – rund 30 % aller psychiatrischen Notfälle – haben dabei **Intoxikationen**. In ländlichen Bereichen handelt es sich fast ausschließlich um Alkoholintoxikationen, in Großstädten sind etwa ein Drittel aller Fälle Intoxikationen durch Substanzen, die unter die Betäubungsmittelverordnung fallen. Jeweils ca. 10 % entfallen auf Entzugssyndrome und andere Erkrankungen oder Versorgungsnotfälle im Zusammenhang mit Suchterkrankungen (Kardels et al. 2003, Pajonk 2002).

Im Prinzip sollte jeder intoxikierte Patient, soweit es sein gesundheitlicher Zustand zulässt, in eine psychiatrische Klinik zur weiterführenden Diagnostik transportiert werden. Die Diagnose eines Substanzmittelabusus oder einer -abhängigkeit erfordert die Einleitung weiterer Maßnahmen, insbesondere die Motivation zur Abstinenz oder zum Beginn einer Entzugs- oder Entwöhnungsbehandlung, um eine Chronifizierung und Folgeschäden des Substanzkonsums nach Möglichkeit zu verhindern. Solche Maßnahmen werden in Notaufnahmen oder auf internistischen Abteilungen üblicherweise nicht eingeleitet. Regional sind jedoch die Versorgungsmöglichkeiten und -gewohnheiten für Suchtpatienten sehr unterschiedlich. Sollte eine psychiatrische Klinik sich nicht in der Lage sehen, intoxikierte Patienten angemessen überwachen oder behandeln zu können, müssen die Patienten tatsächlich primär in einer allgemeinen Notaufnahme versorgt werden; es sollte aber vor der Entlassung des Patienten ein psychiatrisches Konsil angefordert werden.

In diesem Kapitel werden die Wirkungen von Alkohol und die der wichtigsten Drogen sowie die Diagnostik und Therapie Substanz-induzierter Notfälle vorgestellt.

8.1 Alkohol

Alkoholabhängigkeit ist neben der Abhängigkeit von Nikotin die wichtigste und häufigste Suchterkrankung unserer Gesellschaft (Berner et al. 2006). Alkoholismus und Alkoholfolgeerkrankungen stellen weltweit ein schwerwiegendes soziales und medizinisches Problem dar, zu dem der Notarzt häufig gerufen wird. Nach statistischen Erhebungen der Deutschen Gesellschaft für Suchtfragen e. V. (DHS) beläuft sich die Zahl der missbräuchlichen Alkoholkonsumenten (nach DSM-IV) auf ca. 2,5 Millionen, die der Alkoholabhängigen auf ca. 1,5 Millionen, wobei Männer häufiger betroffen sind als Frauen (Nagel u. Ferbert 2005). In zahlreichen Studien konnte nachgewiesen werden, dass neben Umweltfaktoren auch genetische Faktoren zur Entwicklung der Alkoholabhängigkeit beitragen (Nagel u. Ferbert 2005). Die Lebenserwartung von Alkoholkranken ist im Vergleich zur Normalbevölkerung um etwa 15 % reduziert. Pro Jahr sterben in Deutschland rund 50.000 Menschen an den internistischen oder neurologischen Komplikationen der Alkoholkrankheit. Etwa 10–12 % der Alkoholabhängigen versterben durch Suizid. Darüber hinaus begehen Alkoholkranke 60–120-mal häufiger einen Suizidversuch als Gesunde (Backmund 1999). Der Anteil der alkoholbedingten Todesfälle an allen Todesfällen der Altersgruppe zwischen 35 und 65 Jahren beträgt bei Männern 35 % und bei Frauen 13 % (Hanke u. John 2003).

8

▓ Alkoholintoxikation

Die Schwere der Intoxikation hängt vor allem von der Alkoholkonzentration der Getränke, der getrunkenen Menge, der Zeit, in der diese Getränke getrunken und resorbiert worden sind, und von der individuellen sehr unterschiedlichen Toleranz ab (Backmund 1999). Es wäre wünschenswert, wenn Notarzt und Rettungsdienstfachpersonal bereits in der Einsatzsituation nach Anzeichen für einen **Alkoholmissbrauch** oder eine **Alkoholabhängigkeit** fahnden (z. B. durch Befragung von Angehörigen), da dies therapeutische Konsequenzen für die weitere Behandlung haben kann (Tab. 8.**1**). Alkoholintoxikierte Patienten geben hierzu oft keine verlässlichen Auskünfte. Bislang liegen keine Daten darüber vor, wie viele der notärztlich oder rettungsdienstlich versorgten Patienten mit einer Alkoholintoxikation einen Abusus oder eine Abhängigkeit aufweisen oder ob es sich um eine situationsabhängige Intoxikation (z. B. Hochzeit, Geburtstagsfeier, Schützenfest) handelt. Bei einer Alkoholintoxikation muss der Notarzt auch an einen Suizidversuch denken, denn 25 % aller Suizide werden unter Einfluss oder Zuhilfenahme von Alkohol verübt.

Tabelle 8.**1**   Unterscheidung zwischen Alkoholabusus und Alkoholabhängigkeit (Dilling et al. 1999)

Diagnostik: Alkoholabusus	Diagnostik: Alkoholabhängigkeit
• Erfordert tatsächliche Schädigung der psychischen und physischen Gesundheit	• Sichere Diagnose, wenn der starke Wunsch oder Zwang vorhanden ist, Alkohol zu konsumieren
• Schädlicher Konsum wird von anderen kritisiert und häufig treten negative Folgen auf	• Verminderte Kontrollfähigkeit bezüglich des Beginns, der Beendigung und der Menge des Konsums
• Akute Intoxikation oder ein „Kater" (hangover) beweisen noch nicht den „Gesundheitsschaden", der für die Diagnose erforderlich ist	• Auftreten von körperlichen Entzugssyndromen bei Beendigung oder Reduktion des Konsums
	• Nachweis einer Toleranzentwicklung
	• Fortschreitende Vernachlässigung anderer Vergnügen oder Interessen zugunsten des Substanzkonsums, erhöhter Zeitaufwand, um die Substanz zu beschaffen, zu konsumieren oder sich von den Folgen zu erholen
	• Anhaltender Substanzkonsum trotz eindeutiger schädlicher Folgen

8

Symptome einer Alkoholintoxikation

In Abhängigkeit von der Alkoholkonzentration werden **4 Stadien** bei der Alkoholintoxikation unterschieden (Kardels u. Beine 2000, Backmund 1999). Abhängig von der Blutalkoholkonzentration können folgende Symptome auftreten:

1. **Stadium der Exzitation bei 1–2 Promille Blutalkoholkonzentration:**
• Enthemmung,
• Bewegungsdrang mit Unruhe und Gleichgewichtsstörungen,
• Abnahme der Schmerzwahrnehmung,
• gerötete Konjunktiven,
• trockene, warme Lippen,
• Herzfrequenz 80–100 Schläge/min,
• gesteigerter Reflexstatus,
• Tachypnoe.

2. **Stadium der Hypnose bei 2–2,5 Promille Blutalkoholkonzentration:**
- Benommenheit, aus dem Schlaf noch erweckbar,
- zum Teil aggressive Verstimmungen,
- deutlich verminderte Schmerzwahrnehmung,
- spätere Amnesie,
- Herzfrequenz um 100 Schläge/min,
- Pupillen eng bis mittelweit,
- Muskelschlaffheit.

3. **Stadium der Narkose bei 2,5–4 Promille Blutalkoholkonzentration:**
- Bewusstlosigkeit,
- maschinenartige Atmung,
- Schmerzlosigkeit,
- Herzfrequenz über 100 Schläge/min,
- Schock,
- weite Pupillen
- Areflexie,
- unkontrollierter Stuhl- und Harnabgang.

4. **Stadium der Asphyxie bei einer Blutalkoholkonzentration über 4 Promille:**
- tiefes Koma,
- Apnoe,
- Herz- und Kreislaufversagen,
- fehlende Temperaturregulation,
- weite, reaktionslose Pupillen,
- Tod.

Die angegebenen Blutalkoholkonzentrationen sind von der individuellen Alkoholgewöhnung der Betroffenen abhängig und können unter Umständen auch doppelt so hoch liegen. Im Notarztdienst gibt es in der Regel nicht die Möglichkeit, Atemalkoholkonzentrationen zu messen. Daher sind Abschätzungen der Intoxikationsschwere sinnvoll, um therapeutische Maßnahmen gezielter einleiten zu können (s. u.).

Diagnostik und Differenzialdiagnostik

Neben der klinischen Symptomatik ist ein **Alkoholfötor** des Patienten für den Notarzt ein Hinweis auf eine Intoxikation.

Um Fehldiagnosen mit möglicherweise fatalen Folgen zu vermeiden, empfiehlt sich folgendes **diagnostisches Vorgehen:**

- Als erstes sollte ein Gesprächskontakt aufgenommen werden und eine Überprüfung von Wachheit und Orientierung zu Ort, Zeit, Person und zur Situation erfolgen.
- Außerdem sollte sich der Notarzt Zeit nehmen, den Patienten genau zu beobachten, um Paresen oder Verletzungen wie Frakturen, Stichwunden oder Hämatome vor der körperlichen Untersuchung festzustellen.
- Anschließend erfolgen die körperliche Untersuchung und die Erhebung der Vitalparameter, so dass eine Aussage über Blutdruck, Pupillenreaktion, Atemfunktion, Körpertemperatur und Blutzucker gemacht werden kann.

8

In den Stadien 1 und 2 können Alkoholvergiftete extrem reizbar und aggressiv werden, differenzialdiagnostisch muss stets an eine Hypoglykämie gedacht werden. Zudem sind Alkoholintoxikierte aufgrund der schweren Koordinations- und Gangstörungen durch Stürze gefährdet. Wenn sie einschlafen, besteht die Gefahr, Erbrochenes zu aspirieren. Im Freien droht vor allem im Winter der Tod durch Erfrieren.

Bei jedem alkoholintoxikierten Patienten muss der Notarzt die folgenden **Differenzialdiagnosen** in Erwägung ziehen (Kardels u. Beine 2000):

- Endokrin bedingte Bewusstseinsstörungen durch Coma diabeticum, Coma hepaticum, Coma hypoglycaemicum, Coma uraemicum, Myxödemkoma bei Hypothyreose, Morbus-Addison-Krise und thyreotoxische Krise bei Hyperthyreose.
- Entzündlich bedingte Bewusstseinsstörungen durch Meningitis oder Enzephalitis.
- Herz-Kreislauf-Erkrankungen, z. B. arterielle Hypertonie bis hin zur hypertensiven Krise.
- Exogene Ursachen wie Intoxikationen durch Drogen, Medikamente, Lösemittel und Schadstoffe sowie eine Unterkühlung oder Exsikkose.
- Schädel-Hirn-Traumata, chronisches Subduralhämatom, zerebrale Zirkulationsstörung, multiple Sklerose und Hirntumor.

Maßnahmen und Therapie

Von besonderer Bedeutung für die komplikationslose Gestaltung einer rettungsdienstlichen Intervention beim alkoholisierten Patienten ist die Fähigkeit des Rettungsdienstpersonals, ihn als Hilfsbedürftigen zu akzeptieren.

Trotz der weiten Verbreitung des Alkohols in unserem Kulturkreis besteht die Tendenz, Alkoholmissbrauch zu bagatellisieren und somit einen Rettungseinsatz als lästig, ärgerlich und überflüssig zu empfinden (Winter 1995). Speziell alkoholabhängigen „Wiederholungstätern" wird häufig eine angemessene Versorgung verweigert, obwohl gerade sie von strukturierten, zum Entzug und zur Entwöhnung motivierenden Maßnahmen profitieren könnten.

Im Stadium 1 und 2 der Alkoholintoxikation sind die Patienten in der Regel noch einer verbalen Intervention zugänglich. Bei leichter bis mittelgradiger Distanzlosigkeit und Euphorie ist es empfehlenswert, das Verhalten des Alkoholintoxikierten vorbehaltlos hinzunehmen, ggf. sogar „mitzuspielen". Deutlich schwieriger ist die Versorgung gereizter Patienten. Diese lehnen Hilfe oft ab, sind misstrauisch oder in ihrer Kooperationsbereitschaft äußerst schwankend.

> Entscheidend im Umgang mit diesen Patienten ist es, sich nicht provozieren zu lassen, nicht auf gereizte oder beleidigende Äußerungen einzugehen, sondern sachlich zu bleiben. Der agitierte intoxikierte Patient muss durch klares, freundliches Auftreten von der Notwendigkeit therapeutischer Maßnahmen überzeugt werden.

Die Therapie bei der Alkoholintoxikation ist **symptomorientiert**. Im Stadium der Exzitation sollte versucht werden, beruhigend auf den Patienten einzuwirken („Talk down"). In allen Stadien müssen bei den Patienten die Vitalparameter erhoben werden. In der Regel muss außer der Überwachung keine weitere Therapie eingeleitet werden. Gegebenenfalls kann im Stadium 1 und 2 eine Klinikeinweisung unterbleiben und es kann eine weitere Überwachung durch die Angehörigen erfolgen.

Ist eine **medikamentöse Behandlung** notwendig, so sollte eine Elektrolytlösung zusammen mit Antipsychotika appliziert werden. Benzodiazepine müssen mit Vorsicht eingesetzt werden, da das Risiko einer Atemdepression besteht (Kardels u. Beine 2000). Ein festes Dosierschema kann nicht empfohlen werden, da jeder Patient im Stadium der Exzitation unterschiedlich auf Medikamente reagiert. Im Hinblick auf die geringere Atemdepression bzw. psychotische Symptomatik sollten eher hochpotente Antipsychotika wie z. B. 5–10 mg Haloperidol intravenös appliziert werden (Kardels u. Beine 2000).

In Fällen einer medikamentösen Behandlung muss der Patient ins Krankenhaus transportiert werden. Sollte der Patient hierzu nicht bereit sein, sich unkooperativ oder selbst- oder fremdgefährdend verhalten, so ist der Notarzt berechtigt und verpflichtet, den Patienten auch gegen seinen Willen in die

Klinik bringen zu lassen. Die gesetzlichen Grundlagen hierfür variieren in Abhängigkeit vom Bundesland. Eine längerfristige Unterbringung ist meist nicht erforderlich, da der Patient nach Abklingen der Intoxikation in der Regel wieder psychopathologisch unauffällig ist (→ Fallbeispiel 1).

Fallbeispiel 1: Alkoholintoxikation

Einsatzgrund: Um 22.24 Uhr alarmierte die Rettungsleitstelle das Notarzteinsatzfahrzeug (NEF) und den Rettungswagen (RTW) und schickte beide Fahrzeuge in den 6 Kilometer entfernten Nachbarort. Zeitgleich trafen beide Einsatzmittel um 22.34 Uhr am Notfallort ein. Die Rettungsdienstbesatzung wurde von einer älteren Frau in ein Einfamilienhaus in den Keller geführt. Sie gab an, dass ihr Ehemann von einer Nachbarschaftsfeier nach Hause gekommen und gestürzt sei. Der Patient war wach und reagierte auf Ansprache durch den Notarzt. Er war jedoch unscharf zu Person und Zeit orientiert. Zusätzlich beschimpfte er seine Ehefrau, dass sie den Rettungsdienst gerufen habe. Immer wieder berichtete er, dass seine Ehefrau ihn mit einem anderen Mann „betrüge". Dabei wurde er verbal laut und rief seiner Frau vulgäre Schimpfworte zu. Eine körperliche Untersuchung durch den Notarzt lehnte der Intoxikierte ab. Erst als die herbeigerufene Polizei erschien, wurde der Patient ruhiger und ließ sich unter Androhung einer Zwangsunterbringung nach dem Psych-KG durch den Arzt behandeln. Bei der Inspektion des Patienten fiel eine ca. 2 cm große blutende Kopfplatzwunde am Os occipitale links auf, die durch einen Verband versorgt werden konnte. Weitere äußere Verletzungszeichen waren nicht ersichtlich. Vitalparameter: Ruheblutdruck 160/90 mmHg, Herzfrequenz 67 Schläge/min, Blutzucker 111 mg/dl. Der Score der Glasgow-Coma-Scale betrug 14. Der Notarzt legte dem Patienten an der rechten Hand einen intravenösen Zugang und applizierte über diesen 500 ml Vollelektrolytlösung. Der Patient wurde aufgrund der Kopfplatzwunde in ein Allgemeinkrankenhaus mit chirurgischer Fachabteilung transportiert. Während des Transportes wurde der Patient plötzlich verbal und körperlich aggressiv und entwickelte erneut einen ausgeprägten Eifersuchtswahn gegenüber seiner Ehefrau. Daraufhin erfolgte eine Fixierung durch die noch anwesenden Polizisten und der Notarzt applizierte dem Patienten 10 mg Diazepam und 5 mg Haloperidol intravenös. Daraufhin wurde der Patient ruhiger und schläfrig.
Diagnose: Alkoholintoxikation mit Eifersuchtswahn und Kopfplatzwunde.
Therapie und Verlauf: Im Krankenhaus wurde der Patient chirurgisch versorgt und für eine Nacht auf die Intensivstation zur Beobachtung verlegt. Aggressivparanoide Ausbrüche waren nicht mehr aufgetreten. Am nächsten Tag konnte sich der Patient von seinen paranoiden Gedanken distanzieren und wurde in die hausärztliche Weiterbehandlung entlassen. Der auf der Intensivstation abgenommene Blutalkoholspiegel betrug 2,5 Promille.

Trifft der Notarzt auf einen **bewusstlosen Patienten**, ist eine Venenverweil-kanüle zu legen und eine Elektrolytinfusion zu infundieren. Bei erniedrigtem Blutzucker werden 20–40%ige Glukoselösungen infundiert. Der medikamen-töse Bedarf richtet sich nach dem Erfolg. Zusätzlich ist der bewusstlose Pa-tient in eine stabile Seitenlagerung zu verbringen. Eventuell kann durch ei-nen Guedel-Tubus die Verlegung der Atemwege verhindert werden. Über eine Nasensonde oder Maske sollte eine Sauerstoffgabe von 2–4 l/min erfolgen (Backmund 1999). Reicht die Oxygenierung durch die Sauerstoffinsufflation nicht aus, kann eine orotracheale Intubation erforderlich werden, um eine aus-reichende Oxygenierung zu gewährleisten und eine Aspiration zu verhindern. Auch bei Verdacht auf ein Schädel-Hirn-Trauma sollte eine Intubation erfol-gen. Anschließend kann der Patient in 30 Grad Oberkörperhochlage gebracht werden. Es sollte stets ein Absauger bereitgestellt werden, da die Gefahr des Erbrechens und der Aspiration besteht. Häufig haben die Patienten bereits vor Eintreffen des Rettungsdienstes aspiriert.

Da Alkohol eine Dilatation der Hautgefäße bewirkt und somit vermehrt Körperwärme an die Umgebung abgegeben wird, sollte der Patient vor einer Hypothermie geschützt werden. Deshalb sollten bei der Infusionsgabe nach Möglichkeit erwärmte Vollelektrolyt- oder Glukoselösungen verabreicht wer-den und zur Wärmeerhaltung vorhandene Decken zum Einsatz kommen.

8

Folgeschäden durch Alkohol

Alkoholabusus und Alkoholabhängigkeit können zu internistisch-neurologi-schen, psychischen und sozialen Folgen führen. Eine Übersicht gibt Tab. 8.2.

Tabelle 8.**2**   Internistische, neurologische, psychische und soziale Folgen eines Alkohol-abusus

Gastrointestinale Folgeerscheinungen
• Ösophagusvarizen, Mallory-Weiss-Syndrom
• Gastritis, Gastropathie
• Pankreatitis
• Leberstörungen (Leberverfettung, Fettleber, Leberzirrhose)
• Malabsorptionssyndrom (Mangelernährung, Vitaminmangel)

Kardiale Folgeerscheinungen
• Kardiomyopathien, Herzrhythmusstörungen
• Arterieller Hypertonus

Tabelle 8.**2**   (Fortsetzung)

Endokrinologische Folgeerscheinungen
• Hodenatrophie mit Impotenz • Erhöhte Östrogen- und erniedrigte Testosteronspiegel mit Gynäkomastie
Neurologische Folgeerscheinungen
• Epileptische Anfälle • Wernicke-Enzephalopathie: Alkoholpsychose mit quantitativen/qualitativen Bewusst-seinsstörungen, Augenmuskelparesen (Doppelbilder) und/oder Blickparesen, Nystagmus, Ataxie, gelegentlich mit Pupillenstörungen (Miosis, Anisokorie, absolute Pupillenträgheit oder -starre) und gelegentlich generalisierte Krampfanfälle • Korsakow-Syndrom: organisch-amnestisches Syndrom mit massiver Verminderung des Ge-dächtnisses, der Merkfähigkeit und des Kurzgedächtnisses, erhaltenes Immediatgedächtnis und erhaltene Konzentrationsfähigkeit, Konfabulationen sowie Mangel an Einsichtsfähigkeit • Kleinhirnatrophie, Demenz, kortikale Atrophie • Polyneuropathien • Myopathien
Karzinome
• Ösophagus, Magen, Mundboden
Infektionskrankheiten
• Durch geschwächtes Immunsystem Anfälligkeit für Pilzinfektionen sowie bakterielle Infekte (z. B. Tbc)
Fötales Alkoholsyndrom
• Körperliche und geistige Retardierung
Psychische Folgeerscheinungen
• Euphorie, Dysphorie, Aggressivität • Psychotische Symptome: schizophreniform, wahnhaft, halluzinatorisch, depressiv, manisch amnestisches Syndrom • Nachhalluzinationen (flashbacks), Persönlichkeits- und Verhaltensstörung • Delir

▨   Pathologischer Rausch

Trotz seiner relativen Seltenheit spielt der sog. pathologische Rausch (auch sog. „alkoholinduzierter Dämmerzustand") aus forensischer Sicht eine wich-tige Rolle. Nur geringer bis mäßiger Alkoholkonsum führt schon zu einer aus-geprägten psychopathologischen Symptomatik.

Der Notarzt begegnet Patienten, die über paranoide Denkinhalte, meistens in Form von Verfolgungs- und Bedrohungsängsten berichten, aggressive Durchbrüche aufweisen und zu Gewalttaten neigen, Sinnestäuschungen haben, und persönlichkeitsfremde Handlungen und Verhaltensauffälligkeiten zeigen (Ebert 2003). Typische Trunkenheitssymptome können beim pathologischen Rauschzustand ganz gering ausgeprägt sein oder fehlen. Die Symptomatik tritt meist kurz nach dem Alkoholgenuss auf. Ein pathologischer Rauschzustand entwickelt sich vor allem bei Patienten mit einer vorbestehenden Hirnschädigung (z. B. Schädel-Hirn-Trauma, Enzephalitis).

Maßnahmen und Therapie

Patienten im pathologischen Rausch sind unberechenbar, daher sollte in besonderem Maß auf den **Eigenschutz** geachtet werden. Zunächst sollte der Notarzt versuchen, mit dem Patienten Kontakt aufzunehmen und beruhigend auf ihn einwirken. Dies gelingt jedoch nur selten mit dauerhaftem Erfolg. Bei ausgeprägter Aggressivität und psychotischem Erleben sollten die Ordnungskräfte (Polizei) frühzeitig hinzugezogen werden und bei Fremd- oder Eigengefährdung eine Einweisung nach Psych-KG bzw. UG eingeleitet werden. Medikamentös sollte eine Sedierung (z. B. mit 5–10 mg Diazepam i. v. und 5–10 mg Haloperidol i. v.) durchgeführt werden.

■ Alkoholhalluzinose

Bei der Alkoholhalluzinose (psychotische Störung durch Alkohol) handelt es sich um ein seltenes Krankheitsbild, das durch die **Leitsymptome** (akustische) Halluzinationen, Angst und ggf. Verfolgungswahn bei fehlenden Bewusstseins- und Orientierungsstörungen gekennzeichnet ist. Neben der positiven Alkoholanamnese und dem meist unterschiedlichen Erkrankungsalter sprechen in der Regel der akute bis perakute Beginn, das Fehlen von psychotischen Ich-Störungen und katatonen Symptomen und auch ggf. die fehlende Familienanamnese für das Vorliegen einer Alkoholhalluzinose.

Differenzialdiagnostisch ist die paranoid-halluzinatorische Schizophrenie abzugrenzen (Soyka 2006). Weitere Differenzialdiagnosen der Alkoholhalluzinose sind das Alkoholdelir sowie Delirien anderer Ursache, Alkohol- und Drogenintoxikation, drogeninduzierte Halluzinosen (z. B. durch Kokain, Halluzinogene), Alkoholparanoia, alkoholischer Eifersuchtswahn, affektive Psychosen (insbesondere die Manie), organische Halluzinosen (z. B. durch eine Enzephalitis), akustische Halluzinosen bei Schwerhörigkeit, Hirntumoren, endokrine Störungen und Demenz (Ebert 2003, Soyka 2006).

Die Prognose der Alkoholhalluzinose ist in den meisten Fällen gut. Lediglich in etwa 10–20 % der Fälle kommt es zu einer chronischen Psychose.

Maßnahmen und Therapie

Wegen der Akuität des Krankheitsbildes und der meist lebhaften psychotischen Symptomatik ist eine **stationäre Therapie** durch den Notarzt zu veranlassen. Zusätzlich ist dieses Krankheitsbild mit einer erheblichen Selbst- und Fremdgefährdung vergesellschaftet. Therapeutisch kann eine Sedierung durch z. B. 5–10 mg Diazepam (p. o. oder i. v.) sowie eine antipsychotische Therapie mit z. B. 5–10 mg Haloperidol (p. o. oder i. v.) eingeleitet werden (Ebert 2003, Soyka 2006).

8

Alkoholentzugsdelir

Das Alkoholentzugsdelir beginnt in der Regel, wenn Alkohol lange konsumiert wurde und die Dosis vermindert oder abgesetzt wird. Allerdings kann sich auch unter fortgesetztem Konsum ein Delir entwickeln (Kontinuitätsdelir). Ein Delir stellt ein **lebensgefährliches Krankheitsbild** dar, mit einer Mortalitätsrate von 15–30 % im unbehandelten und mit 1–8 % im behandelten Zustand (Erwin et al. 1998, Wojnar et al. 1999, Zilker 1999).

Entsprechend der Symptomatik wird das Alkoholentzugsdelir (Delirium tremens) in **3 Schweregrade** unterteilt (Kardels et al. 1999, Adinoff 1998, Burkhardt u. Hermle 1999, Erwin et al. 1998, Rothenhäusler u. Kapfhammer 1999):

1. Vegetativer Entzug: Nach einer Alkoholabstinenz kommt es nach ca. 6–8 Stunden zu einer reinen vegetativen Entzugssymptomatik, die mit Übelkeit, Appetitlosigkeit, Tachykardie, Blutdruckerhöhung, Schwitzen und einem Finger-Hand-Tremor einhergehen kann. Die Stimmung ist dysphorisch bis depressiv und es besteht ein erheblicher Leidensdruck. Bei ca. 70 % der Betroffenen klingen die Alkoholentzugssyndrome auf dieser Stufe ab. Etwa 30 % davon entwickeln jedoch weitere Symptome.

2. Prädelir: Die Patienten fallen durch Schreckhaftigkeit, Insomnien und Halluzinationen auf und müssen in diesem Stadium durch den Notarzt medikamentös behandelt werden, sie sind aber durchaus lenkbar und kommunikativ. In diesem Stadium kann es auch zu epileptischen Entzugskrämpfen kommen (→ Fallbeispiel 2).

3. Alkoholentzugsdelir: Bei der dritten Stufe handelt es sich um das Vollbild eines Alkoholentzugsdelirs. Hier ist eine verlässliche Kommunikation mit dem Patienten nicht mehr möglich. Ein fluktuierender Verlauf ist häufig. Es kommt zu einer räumlichen und zeitlichen Desorientiertheit und es treten optische, akustische und taktile Halluzinationen auf. Der Kranke ist motorisch unruhig und kann schwere vegetative und metabolische Störungen entwickeln (starkes Schwitzen, Hypertonie, Tachykardie, später mit Kreislaufversagen, Ateminsuffizienz, Beeinträchtigung des Elektrolyt- und Säure-Basen-Haushalts). In diesem Stadium ist der Patient nicht mehr durch verbale Interventionen erreichbar und es besteht aufgrund einer weitgehenden oder vollständigen Fehleinschätzung der Realität, des wahnhaft-halluzinatorischen Erlebens und der somatischen Symptome eine akute Eigen- und/oder Fremdgefährdung.

Maßnahmen und Therapie

8

Das Delir dauert meist 5–10 Tage, eine **intensive Überwachung unter stationären Bedingungen** ist erforderlich. Vom Notarzt ist der Patient mit einer Vollelektrolytlösung, bei Hypoglykämie zusätzlich mit 40 %iger Glukoselösung zu versorgen. Zur Sedierung können 5–10 mg Diazepam i. v. und/oder 5–10 mg Haloperidol i. v. verabreicht werden. Da Eigen- oder Fremdgefährdung bei fehlender Einsicht in die Notwendigkeit einer Behandlung häufig vorliegen, muss ggf. eine Zwangsunterbringung nach dem Gesetz für psychisch kranke Personen (Psych-KG) bzw. Unterbringungsgesetz (UG) eingeleitet werden. Bei aggressiven Patienten ist die Polizei hinzuzuziehen.

Fallbeispiel 2: Alkoholentzugsdelir und Entzugskrampfanfall

Einsatzgrund: Die Rettungsleitstelle alarmierte den Rettungswagen und das Notarzteinsatzfahrzeug am späten Nachmittag eines Herbsttages. Beide Einsatzfahrzeuge wurden zu einem Bauernhof geschickt. Beim Aussteigen aus den Fahrzeugen war Hundegebell wahrnehmbar. Die Hauseigentümerin berichtete, dass ihr Ehemann sehr viel Alkohol trinke. Über den Tag verteilt konsumiere er bis zu 20 Flaschen (à 0,5 l) Bier. Heute habe er aber nur 4 Flaschen Bier getrunken. Weiterhin war zu erfahren, dass der Patient 4 Entgiftungen in psychiatrischen Fachkrankenhäusern hinter sich habe und jetzt eine erneute Entgiftungs- und Entwöhnungstherapie abgelehnt hatte. Der Hausarzt habe eine Krankenhauseinweisung ausgestellt, dennoch habe er von einer Zwangseinweisung abgesehen. Ihr Ehemann habe gedroht, den gemeinsamen Hund zu vergiften und das Haus anzuzünden. Sie selbst habe daraufhin versucht, über einen Rechtsanwalt eine Zwangseinweisung zu erreichen. Dies habe aber auch nicht geklappt.

Bei der Ansprache des Patienten durch den Notarzt fiel auf, dass der Mann weder zu Ort, Zeit, Person noch zur Situation orientiert war. Stattdessen führte er mit den Händen unkoordinierte Greif- und Zupfbewegungen durch. Das angelegte EKG zeigte einen Sinusrhythmus mit 115 Schlägen/min. Der Ruheblutdruck lag bei 115/75 mmHg. Der Patient schwitzte stark, wies eine Enuresis und einen Zungenbiss auf. Die Blutzuckermessung ergab einen Wert von 142 mg% und die periphere Sauerstoffsättigung betrug 93 %.

Diagnose: Alkoholentzugsdelir mit Alkoholentzugskrampfanfall bei bestehender Alkoholkrankheit.

Therapie und Verlauf: Da der Patient eine Einweisung in eine psychiatrische Fachklinik ablehnte, erfolgte eine Zwangseinweisung auf der Rechtsgrundlage des Psych-KG. Mit Hilfe der Polizei konnte der Notarzt dem renitenten Patienten eine Vollelektrolytlösung sowie 5 mg Diazepam intravenös verabreichen. In der psychiatrischen Klinik wurde eine Entgiftungstherapie mit Clomethiazol in ausschleichender Dosierung durchgeführt. Der Patient verließ am 9. stationären Tag die Klinik gegen ärztlichen Rat, nachdem der Richter die geschlossene Unterbringung 2 Tage zuvor aufgehoben hatte. An die Zwangseinweisung mit Notarzt und Polizei konnte sich der Patient am Entlassungstag nicht mehr erinnern.

8

▪ Wernicke-Korsakow-Syndrom

Klinisch ist die **Wernicke-Enzephalopathie** durch die Symptomtrias Ophthalmoplegie, Ataxie und Bewusstseinsstörung charakterisiert (Ebert 2003, Soyka 2002). Ursache ist ein Thiaminmangel. Bei den Augenmuskelparesen handelt es sich eigentlich fast immer um beidseits auftretende Abduzensparesen. Die Ataxie ist meist rumpf- und beinbetont. Aufgrund vegetativer Symptome (z. B. Hypothermie, Hypotension, Tachykardie, Hyperhidrosis) ist die Wernicke-Enzephalopathie **akut vital bedrohlich**. Kommt es zur Chronifizierung, so stehen demenzielle Veränderungen bzw. ein Korsakow-Syndrom im Vordergrund.

Das eigentliche **Korsakow-Syndrom** (auch sog. amnestisches Syndrom genannt), das mit substanzinduzierten Schäden vor allem am Frontalhirn, an den Corpora mammilaria, am Dienzephalon, am Aquädukt und an den 3. und 4. Ventrikeln einhergeht, ist gekennzeichnet durch einen weitgehenden Verlust des Altzeitgedächtnisses, schwere Merkfähigkeitsstörungen, eine verminderte Auffassungsgabe, Konzentrations- und Antriebsstörungen, vor allem die Unfähigkeit, neue Gedächtnisinhalte zu speichern, sowie durch Sprach- und Artikulationsstörungen (Ebert 2003, Soyka 2002).

Maßnahmen und Therapie

Eine Wernicke-Enzephalopathie erfordert eine sofortige **stationäre Einweisung und intensivmedizinische Therapie**. Die präklinische Therapie beschränkt sich auf die Überwachung und Sicherung der Vitalfunktionen und eine Infusionstherapie (z. B. 5 % Glukoselösung). Stationär erfolgt die parenterale Gabe von 300 mg Thiamin (Soyka 2002).

▉ Alkoholdemenz

Die Alkoholdemenz ist charakterisiert durch nachweisbare Beeinträchtigungen des Kurz- und Langzeitgedächtnisses, ferner durch einen intellektuellen Abbau mit Störungen der Kritikfähigkeit sowie durch eine Persönlichkeitsveränderung mit emotionaler affektiver Abstumpfung und Affektlabilität (Soyka 2002). Neben einer Beeinträchtigung des abstrakten Denkens können neurologische Störungen wie z. B. Aphasie, Apraxie oder motorische Störungen auftreten. Verantwortlich für die Alkoholdemenz sind neben der oft bestehenden Malnutrition oder Leberschädigung sicherlich die neurotoxische Wirkung von Alkohol (speziell Acetaldehyd) sowie eine Supersensitivität des glutamatergen N-Methyl-D-Aspartat-(NMDA-)Rezeptors und eventuell auch eine Hyperkortisolämie (Soyka 2002).

Differenzialdiagnostisch muss der Notarzt bei diesem Krankheitsbild vor allem an ein Schädel-Hirn-Trauma, Hirnblutungen und Vergiftungen denken.

Maßnahmen und Therapie

Die Versorgung einer Alkoholdemenz ist sicher keine Notarztindikation, gleichwohl wird der Notarzt immer wieder zu solchen Patienten gerufen, die meist verwahrlost sind und von sich aus keinen Arzt mehr aufsuchen können. Eine stationäre Behandlung zur differenzialdiagnostischen Abklärung und Therapie ist auch im Hinblick auf mögliche Begleiterkrankungen erforderlich.

8.2 Opiate

Opiate spielen als **Rauschdrogen** und als **Analgetika** in der Medizin eine große Rolle. Die Rohsubstanz ist das seit 5000 Jahren bekannte Opium. Die extrem hohe Mortalität von Opiatabhängigen ist durch die akute Opiatintoxi-

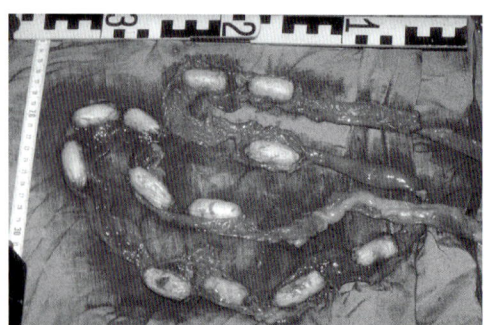

Abb. 8.1 Ein Drogenkurier, der Opiate geschluckt hatte, brach im Flughafen Frankfurt am Main plötzlich tot zusammen. Bei der Obduktion der Leiche fanden sich mehrere Opiatbeutel im Darm. (Quelle: Institut für Rechtsmedizin, Univ.klinikum des Saarlandes, Homburg/Saar).

kation (sog. „Drogentote"), durch Suizide, Unfälle sowie Infektionskrankheiten wie HIV, Hepatitis B und C bedingt (Abb. 8.1). Viele Opiatabhängige befinden sich wegen Beschaffungskriminalität in Haft oder werden mit Methadon substituiert. Die Abstinenzrate nach Langzeittherapie liegt bei der Opiatabhängigkeit nicht über 20–30 %.

Opiate wirken an µ-, κ-, δ-Opioidrezeptoren, die sich in der grauen Substanz des Gehirns und in der des Rückenmarks befinden. Der Körper selbst besitzt körpereigene Liganden wie das β-Endorphin, Metenkephalin und andere Substanzen (Gölz 1999).

Die meisten Opiate haben folgende **Wirkeigenschaften** (Gölz 1999):
- Analgesie und Sedierung,
- Anxiolyse, aber auch Euphorie,
- Atemdepression, Übelkeit und Erbrechen,
- Bradykardie und Blutdruckabfall,
- antitussive und gastrointestinale Wirkungen (Obstipationen) sowie Harnverhalt,
- Koliken (z. B. Ureter, Galle).

Zu den wichtigsten **Opioidderivaten** gehören (Gölz 1999):
- **Heroin (Diacetylmorphin,** Abb. 8.**2**): Heroin wird intravenös appliziert (Abb. 8.**3**), geraucht, geschnupft und rektal konsumiert. Heroin tritt diaplazentar auf den Fetus über und wird in geringen Mengen auch über die Muttermilch ausgeschieden. Es besitzt eine gute Lipidlöslichkeit und passiert daher die Blut-Hirn-Schranke rasch.
- **Kodein:** Kodein wirkt zehnfach schwächer analgetisch als Morphin, und besitzt eine starke antitussive Wirkung.
- **Hydromorphon und Oxymorphon:** Diese beiden Substanzen sind analgetisch 6–10-mal potenter als Morphin.

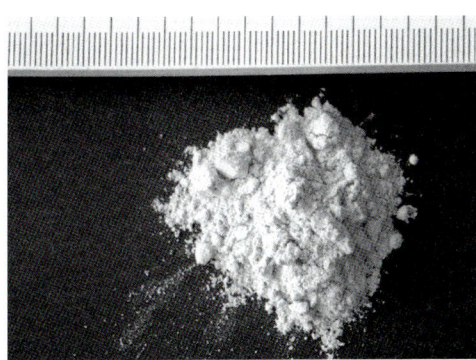

Abb. 8.**2** Heroin
(Quelle: LKA Hessen,
Wiesbaden).

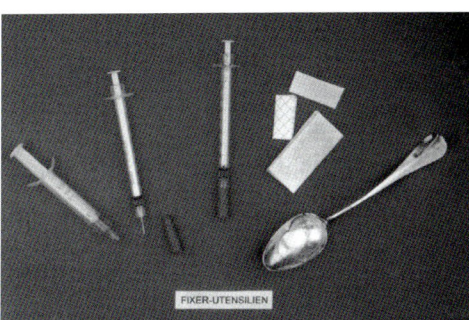

Abb. 8.**3** Fixerbesteck zur
intravenösen Applikation von
Opiaten.
(Quelle: Institut für Rechts-
medizin, Univ.klinikum des
Saarlandes, Homburg/Saar).

8

- **Pethidin:** Pethidin ist analgetisch schwächer wirksam als Morphin.
- **Methadon:** Methadon wird als Substitutionsmittel bei Heroinabhängigkeit verwendet und besitzt eine hohe analgetische Wirkung.
- **Fentanyl:** Fentanyl kommt als Analgetikum bei operativen und notfallmedizinischen Eingriffen zur Anwendung und kann sowohl intravenös als auch transdermal bei der Schmerztherapie appliziert werden.
- **Buprenorphin:** Buprenorphin besitzt eine lange Wirkdauer und kommt bei Substitutionstherapie Opiatabhängiger zum Einsatz.
- **Propoxyphen:** Bei Propoxyphen ist der analgetische Effekt geringer ausgeprägt als bei Kodein.
- **LAAM (Levo-α-Acetyl-Methadol):** LAAM hat eine längere Wirkdauer als Methadon und ist in den USA seit 1993 zur Opiatsubstitution zugelassen.
- **Pentazocin** und **Butorphanol:** Beide Substanzen haben eine geringe atemdepressive und suchterzeugende Wirkung.

- **Nalbuphin:** Nalbuphin besitzt sowohl eine schwache analgetische Wirkung als auch ein begrenztes Missbrauchspotenzial.
- **Naloxon:** Naloxon ist bei oraler Einnahme nicht wirksam und wird nur intravenös als Antidot bei Opiatvergiftungen eingesetzt.
- **Naltrexon:** Naltrexon ist der einzige Opiatantagonist, der oral anwendbar ist.

■ Akute Opiatintoxikation

Bei der intravenösen Opiatapplikation, insbesondere bei Heroin, kommt es bereits nach 10–20 Sekunden zum sog. „Kick". Bei oraler oder inhalatorischer Anwendung von Opiaten setzen die Intoxikationserscheinungen wenig später ein (Soyka 2002). Vital bedrohliche Erscheinungsformen treten bei verminderter und fehlender Toleranz sowie bei wechselndem Reinheitsgrad der Substanz auf. Dies ist vor allem bei Erstkonsumenten, nach Heroinabstinenzpausen sowie bei Mischintoxikationen zu erwarten.

8

> Typische **Intoxikationszeichen** sind (Ebert 2003):
> - 10–30 Minuten dauernde Euphorie, anschließend 2–6 Stunden andauernde psychische Veränderungen mit Antriebsminderung, Lethargie, Somnolenz und affektiven Auffälligkeiten,
> - extreme Miosis,
> - oberflächliche Atmung, unter Umständen Entwicklung einer Zyanose und möglicherweise eines Lungenödems,
> - kalte Haut mit Hypothermie,
> - neurologische Symptome wie Hyporeflexie, Ataxie,
> - Schock und tiefes Koma.

Psychische und körperliche Folgeerscheinungen bei chronischen Opiatintoxikationen

Psychisch weisen chronisch Opiatabhängige häufig eine Lethargie, Apathie, Antriebsschwäche, dysphorische Stimmungslage sowie Depressionen, Angst- und Panikzustände und psychotische Episoden auf (Gölz 1999). Körperlich fallen die Patienten durch Zahnschäden, Spritzenabszesse, Vaskulitiden, Endokarditiden und Embolien auf. Zusätzlich muss bei diesen Patienten an das Vorliegen von Infektionskrankheiten, vor allem HIV und Hepatitis, gedacht werden.

Maßnahmen und Therapie

Symptomatische Versorgung, frühzeitige Intubation mit Beatmung als Aspirationsschutz und wegen der Gefahr eines toxischen Lungenödems. Bei Lungenödem Gabe von Furosemid (z. B. Lasix) 40 mg i. v. und eines Glukokortikosteroids wie Methylprednisolon (z. B. Urbason) 250 mg i. v. oder Prednisolon (z. B. Solu-Decortin H) 250 mg i. v.

Als Antidot sollte **nur in schwersten Fällen Naloxon** (z. B. Narcanti 0,4 mg in 0,9 % NaCl 1 : 10 verdünnt, fraktioniert bis max. 2 mg) verabreicht werden. Naloxon kann ein akutes Entzugssyndrom, begleitet von Erbrechen und Krampfanfällen, und Erregungszustände mit Aggressivität auslösen. Die Halbwertszeit von Naloxon ist geringer als die von z. B. Heroin, so dass in der Folge die Intoxikationssymptome erneut zunehmen können. Durch Naloxon kann es ferner zur Asystolie und zum Lungenödem kommen. Buprenorphin (Temgesic, Subutex) ist durch Naloxon nicht antagonisierbar.

8

◼ Opiatentzugssyndrom

Zeitpunkt, Dauer und Ausmaß der Entzugssymptomatik sind abhängig von der Eliminiationshalbwertszeit des benutzten Opiats, von der Dosierung und der Therapiedauer. Bei Morphin und Heroin beginnen 4–6 Stunden nach der letzten Injektion milde Entzugserscheinungen, die sich ohne Opiatzufuhr in den folgenden Stunden steigern und ihren Höhepunkt nach 24–48 Stunden erreichen. Täglich sollten nicht mehr als 10 % der Opiatausgangsdosis reduziert werden. Stadieneinteilung und Symptome des Opiatentzugs sind in Tab. 8.**3** aufgeführt.

Differenzialdiagnostisch muss der Notarzt bei einem Opiatentzugssyndrom an einen Entzug von anderen Suchtmitteln wie Sedativa, Hypnotika und Anxiolytika sowie auch an einen schweren grippalen Infekt mit Fieber denken.

Maßnahmen und Therapie

Therapeutisch sollte der Notarzt versuchen, empathisch und beruhigend auf den Patienten einzugehen. Drogenerfahrene Patienten versuchen nicht selten, den Notarzt zu manipulieren und eine stationäre Therapie abzuwenden. **Opiate dürfen daher keinesfalls präklinisch eingesetzt werden.** Nach Überprüfung der Vitalparameter sollte der Notarzt einen intravenösen Zugang legen und eine Vollelektrolytlösung geben. Bei ausgeprägter Aggressivität mit

Tabelle 8.**3**   Stadieneinteilung und Symptome bei Opiatentzug

Stadium	Symptome	Entzugs-symptome Morphin	Entzugs-symptome Heroin	Entzugs-symptome Methadon
0	Verlangen nach Opiaten und Angst	6 h	4 h	12 h
1	Gähnen, Hyperhidrosis, Tränenfluss, Rhinorrhö, „Yen-Schlaf"	14 h	8 h	32–48 h
2	*Zusätzlich zu Stadium 1:* Mydriasis, Piloerektion, Tremor, Muskelschmerzen, Hitze- und Kälte-gefühle, Knochen- und Muskel-schmerzen, Anorexie	16 h	12 h	48–72 h
3	*Zusätzlich zu Stadium 2:* Schlaflosigkeit, Blutdruck- und Tem-peraturanstieg, Tachykardie, Steige-rung von Atemfrequenz und Atem-tiefe, Übelkeit, psychomotorische Unruhe	24–36 h	18–24 h	>49 h
4	*Zusätzlich zu Stadium 3:* Fieber, Erbrechen, Diarrhöen, Ge-wichtsverlust, Spontanejakulation und Muskelkrämpfe, Hämokonzentration mit Leukozytose, Eosinopenie, Anstieg von Blutzucker und Laktat	36–48 h	24–36 h	

Fremd- oder Eigengefährdung müssen die Polizei und die Ordnungsbehörden zur Einleitung einer Zwangseinweisung hinzugezogen und eine intravenöse Sedierung mit z. B. 5–10 mg Diazepam oder Haloperidol i. v. eingeleitet wer-den. Besteht eine arterielle Hypertonie, so kann die intravenöse Gabe von z. B. 25–50 mg Urapidil nötig sein.

8.3 Cannabinoide

Cannabis wird als Droge in **Marihuana** (Cannabiskraut, Abb. 8.**4**) und **Ha-schisch** (Cannabisharz, Abb. 8.**5**) sowie als **Haschischöl** (Cannabisharzextrakt) konsumiert. Hauptsächlicher psychotroper Inhaltsstoff ist das Delta-9-Tetrahy-drocannabinol (THC) (Bonnet 2006, Schlimme et al. 2001). Die Mehrzahl der zentralnervösen Cannabinoidwirkungen im ZNS erfolgt über die Cannabinoid-

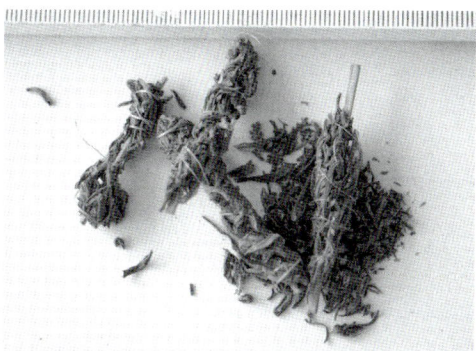

Abb. 8.**4** Marihuana. Die Drogen wurden vom Zoll an der deutsch-polnischen Grenze sichergestellt. (Quelle: LKA Hessen, Wiesbaden).

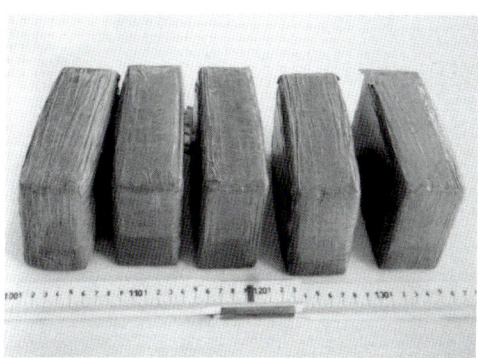

Abb. 8.**5** 5 kg Haschisch, die bei einer 27-jährigen Frau in der Wohnung von der Polizei beschlagnahmt wurden. (Quelle: LKA Hessen, Wiesbaden).

8

rezeptoren CB_1 und CB_2 (Schneider u. 2006), die zur Familie der G-Protein-gekoppelten Membranrezeptoren gehören. Eine hohe Dichte der CB_1-Rezeptoren befindet sich im Hippokampus, in den Basalganglien (Substantia nigra, Pars compacta, Globus pallidus), im Kleinhirn und in der Amygdala.

THC wird bei Inhalation über die Lungen vollständig resorbiert, lagert sich im Fettgewebe ab und kann bei starkem Konsum bis zu einem Monat nach Absetzen im Urin nachweisbar sein. Cannabis kann außerdem in Haarfollikeln, im Blut, Speichel und Schweiß nachgewiesen werden.

Cannabis wird aber auch in der Medizin als Medikament eingesetzt. Es hat eine antiemetische Wirkung (Dronabinol), eine muskelrelaxierende Wirkung bei Patienten mit multipler Sklerose, eine appetitsteigernde Wirkung bei Karzinom- und HIV-Patienten, eine analgetische Wirkung bei Schmerzpatienten und eine antiasthmatoide Wirkung (Bronchialdilatation) (Soyka 2006).

■ Cannabisintoxikation

Der Notarzt wird ab und zu Patienten gerufen, die als **Symptome** einer Cannabisintoxikation entweder eine affektive Verstimmung mit Euphorie, Angst und Misstrauen, eine paranoide Reaktion, ein verändertes Raum-Zeit-Empfinden oder eine veränderte Urteils- und Kritikfähigkeit aufweisen (Soyka 2006). Manchmal zeigen die Patienten eine konjunktivale Injektion, eine Mundtrockenheit und Tachykardien, was den Notarzt zusammen mit fremdanamnestischen Angaben die Verdachtsdiagnose einer Cannabisintoxikation stellen lässt (→ Fallbeispiel 3 und 4).

Patienten, die regelmäßig Cannabis konsumieren, haben häufig Depressionen mit einer Antriebsminderung, Lethargie und Anhedonie (sog. amotivationelles Syndrom) sowie Ängste. Weiterhin können sog. „Flash-Backs" (veränderte Wahrnehmung ohne erneuten Cannabiskonsum), psychotische Symptome und Persönlichkeitsveränderungen auftreten (Soyka 2002).

Differenzialdiagnostisch muss der Notarzt Mischintoxikationen oder Intoxikationen durch andere psychotrope Substanzen, insbesondere durch Alkohol und Halluzinogene, sowie schizophrene Psychosen in Betracht ziehen. Sind mehrere Drogenasservate am Einsatzort auffindbar, so ist eine Mischintoxikation wahrscheinlich (Abb. 8.6). Frühere schizophrene Episoden oder eine positive Familienanamnese sprechen für eine Schizophrenie.

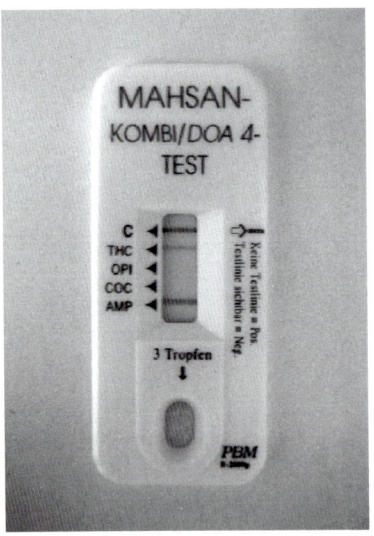

Abb. 8.**6**   Positives Drogenscreening für Cannabis und Amphetamine bei einem 34-jährigen Mann, der in der Fußgängerzone durch eine psychotische Symptomatik auffiel. Der Patient hatte ausländerfeindliche Parolen gerufen und wirkte verwirrt. (Quelle: Institut für Rechtsmedizin, Univ. klinikum des Saarlandes, Homburg/Saar).

Maßnahmen und Therapie

Die Therapie des Notarztes sollte **symptomorientiert** sein. Ängstlichkeit und Unruhe sollten zunächst durch beruhigendes und einfühlsames Eingehen auf die Beschwerden des Patienten gemildert werden. Wenn dieses nicht ausreicht, so können zur Sedierung 5–10 mg Diazepam verabreicht werden. Bei paranoider Symptomatik kann die intravenöse oder orale Gabe von 5–10 mg Haloperidol erfolgen. Liegt eine Eigen- oder Fremdgefährdung vor, so sollte eine Unterbringung des Patienten nach dem Psych-KG bzw. UG erfolgen.

Fallbeispiel 3: Cannabispsychose

Einsatzgrund: Die Rettungsleitstelle alarmierte den Notarzt und den RTW und schickte sie zu einem Supermarkt. Gemeldet wurde der Leitstelle, dass eine Person an der angegebenen Adresse zusammengebrochen sei. Bei Eintreffen von Notarzt und Rettungsdienstpersonal lag ein 17-jähriger Jugendlicher vor dem Eingang des Supermarktes am Boden. Zwei weitere Jugendliche berichteten, dass der Patient „Gras" geraucht habe. Zunächst habe er über Übelkeit und Mundtrockenheit geklagt, anschließend habe er Herzrasen geäußert. Weiterhin habe er Mikropsien (sah die vorbeifahrenden Autos verkleinert) und Verfolgungsängste geäußert.

Auf Ansprache reagierte der Patient. Befragt zum Ort, an welchem er sich aktuell befände, konnte der Patient keine Angaben machen. Die erhobene Glasgow-Coma-Scale ergab einen Wert von 14. Die Bewusstseinslage war leicht getrübt. Das Hautkolorit war rosig. Der Ruheblutdruck lag bei 160/80 mmHg. Der Puls ergab einen Wert von 98 Schlägen/min. Das EKG zeigte einen Sinusrhythmus. Der gemessene Blutzucker lag bei 100 mg/dl. Die periphere Sauerstoffsättigung betrug 98 %.

Diagnose: Cannabisintoxikation mit psychotischer Symptomatik.

Therapie und Verlauf: Der Notarzt verabreichte dem Patienten eine Vollelektrolytlösung sowie 5 mg Diazepam intravenös. Daraufhin wurde der Patient ruhiger und berichtete über eine Besserung der Angstsymptomatik. Inzwischen war auch die parallel zum Rettungsdienst alarmierte Polizei eingetroffen. Diese nahm die Personalien auf und übernahm die Verständigung der Eltern. Das Rettungsdienstpersonal transportierte den jugendlichen Patienten mit Arztbegleitung in die nächstgelegene Klinik für Kinder- und Jugendpsychiatrie.

Insgesamt befand sich der Jugendliche 8 Wochen lang in stationärer psychiatrischer Behandlung. Er wurde psychopharmakologisch mit Risperdon bis 6 mg/d behandelt. Zusätzlich erfolgten eine Psychoedukation in Bezug auf Drogenmissbrauch sowie eine psychotherapeutische Behandlung.

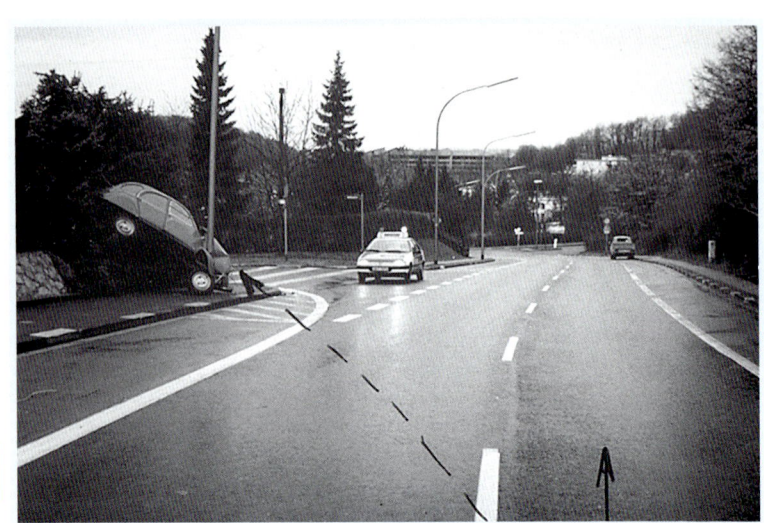

(Quelle: Institut für Rechtsmedizin, Univ.klinikum des Saarlandes, Homburg/Saar).

Fallbeispiel 4: Verkehrsunfall infolge einer drogeninduzierten Psychose

Einsatzgrund: Der Fahrer des Unfallwagens berichtete, dass plötzlich ein Fußgänger aufgetaucht sei, der die Straße überqueren wollte. Er habe ihm ausweichen wollen. Nach Aussagen von Passanten habe das Fahrzeug ganz unvermittelt, ohne erkennbaren Grund, eine Ausweichbewegung gemacht. Bei der toxikologischen Untersuchung fanden sich hohe Spiegel von Cannabis in Blut und Urin des Fahrers.
Diagnose: Drogeninduzierte Psychose mit optischen Halluzinationen nach Cannabiskonsum.

8.4 Sedativa und Hypnotika

Der Missbrauch bzw. die Abhängigkeit von Sedativa und Hypnotika ist weit verbreitet und findet sich vor allem bei älteren Menschen (Schlafmittelkonsum), bei Menschen mit Angststörungen und Depressionen sowie im Rahmen einer Suchtverlagerung, z. B. von Alkohol (Soyka 2002).

8.4.1 Benzodiazepine

Benzodiazepine entfalten ihre Wirkung über die Beeinflussung des $GABA_A$-Rezeptors. Der Neurotransmitter GABA ist der im ZNS am weitesten verbreitete hemmende Neurotransmitter (Ebert 2003). Pharmakokinetisch lassen sich über 20 verschiedene Benzodiazepine und -derivate unterscheiden. Sie wirken sedierend, hypnotisch, anxiolytisch, muskelrelaxierend und antikonvulsiv.

Die chronische Einnahme von Benzodiazepinen kann zur Ausbildung eines amnestischen Syndroms sowie zu Persönlichkeitsveränderungen und Entzugspsychosen führen (Ebert 2003).

Einteilung: Nach der Halbwertszeit unterscheidet man (Soyka 2002):

- kurz wirksame Benzodiazepine mit einer Halbwertszeit von 1,5–4 h (z.B. Protizolam, Triazolam, Midazolam),
- mittellang wirksame Benzodiazepine mit einer Halbwertszeit von 5–20 h (z.B. Lorazepam, Lormetazepam, Alprazolam, Oxazepam),
- lang wirksame Benzodiazepine mit einer Halbwertszeit von 50–100 h (z.B. Diazepam, Dikaliumclorazepat, Flurazepam).

8

▨ Benzodiazepinintoxikation

Trifft der Notarzt auf Patienten, die in akzidenzieller oder suizidaler Absicht Benzodiazepine eingenommen haben, so können diese affektiv enthemmt, stimmungslabil, verhaltensauffällig durch eine Beeinträchtigung der Leistungsfähigkeit sowie der Urteils- und Kritikfähigkeit sein. Ferner können sie bei Eintreffen des Notarztes ausgeprägt sediert oder sogar schon komatös sein.

Bei der **körperlichen Untersuchung** können durch Benzodiazepine intoxikierte Patienten eine verwaschene Sprache, Koordinationsstörungen mit einer Ataxie und unsicherem Gang, kognitive und mnestische Defizite, Hyporeflexien und Areflexien sowie eine Atemdepression aufweisen (Soyka 2002).

Differenzialdiagnostisch müssen vom Notarzt Alkoholintoxikationen, Intoxikationen mit anderen psychotropen Drogen, bei Bewusstlosigkeit und Koma Hypoglykämien, Epilepsien, intrakraniale Blutungen und zerebrale Infarkte abgegrenzt werden (Soyka 2002).

Maßnahmen und Therapie

Im Vordergrund steht die Überprüfung und Sicherung der Vitalfunktionen inklusive Blutzuckertestung. Bei erhaltenen Vitalfunktionen ist der Patient in die stabile Seitenlagerung zu verbringen. Anlage eines intravenösen Zugangs,

Gabe einer Vollelektrolytlösung und in schweren Fällen Verabreichung des **Antidots Flumazenil** intravenös in repetitiven Dosen von 0,2–0,3 mg/min bis zu einer Gesamtdosierung von 1–2 mg. Bei Atemdepression Intubation und kontrollierte Beatmung.

Bei langen Transportwegen sollte das Rettungsdienstpersonal eine **Magenspülung** noch vor Ort und Beginn des Transports durchführen, und – sofern vorhanden – medizinische Kohle verabreichen. Zusätzlich sollte der Notarzt eine Asservierung der eingenommenen Medikamente vornehmen.

◼ Benzodiazepinentzugsyndrom

Psychische Folgeerscheinungen eines Benzodiazepinentzugsyndroms können u. a. mnestische Störungen, Konzentrations- und Gedächtnisstörungen sowie formale Denkstörungen, Affekt- und Antriebsstörungen, Agitiertheit, depressive Verstimmungen, phobische und panische Ängste, Dysphorie/ Reizbarkeit, Stimmungsschwankungen, Euphorie, Ich-Störungen, Depersonalisations- und Derealisationsphänomene, Alp- und Angstträume, Nervosität, psychosomatische Störungen sowie eine akute Suizidalität sein (Preuss et al. 2006). Ferner können Überempfindlichkeitsreaktionen für akustische, olfaktorische, taktile und optische Reize sowie Sehstörungen, Parästhesien und illusionäre Verkennungen auftreten (Soyka 2002, Preuss et al. 2006).

Somatisch-vegetative Symptome eines Benzodiazepinentzugs sind u. a. Schlafstörungen, Tremor, Appetitstörungen, Tachykardien, Zephalgien, motorische Unruhezustände, Schwindel, Erbrechen, Pruritus, Muskelschmerzen, Würgereiz, Schwächegefühl und Hyperhidrosis.

Maßnahmen und Therapie

Zunächst muss die Überprüfung der Vitalparameter erfolgen. Bei leichteren Entzugserscheinungen ist präklinisch zunächst keine Therapie indiziert, die Patienten sollten jedoch zur Überwachung in eine Klinik transportiert werden. Zu beachten ist, dass Benzodiazepinentzüge zur Entwicklung von Delirien und Krampfanfällen führen können (Ebert 2003). Bei notwendiger präklinischer Therapie schwerer Benzodiazepinentzugssyndrome sollte die Gabe einer Vollelektrolytlösung und bei starker Unruhe die intravenöse Verabreichung von 5–10 mg Diazepam erfolgen.

8.4.2 Barbiturate

Barbiturate werden bei Epilepsien eingesetzt und haben eine längere Halbwertszeit (24–100 h bei Phenobarbital) als die meisten Benzodiazepine. Sie können Tage bis Wochen nach Einnahme im Urin nachweisbar sein. Eine Abhängigkeit entsteht bei höheren Dosierungen (Soyka 2002).

■ Barbituratintoxikation

Barbiturate bewirken eine Schlafinduktion und unterdrücken den REM-(Rapid-Eye-Movement-)Schlaf. In höherer Dosierung beeinträchtigen sie kognitive Funktionen und können atemdepressiv wirken.

Maßnahmen und Therapie

8

Leere Tablettenschachteln können Hinweise auf eine Barbituratintoxikation geben. Als erstes sind vom Notarzt die Vitalfunktionen der intoxikierten Person zu überprüfen. Zusätzlich sollte der Blutzucker gemessen werden, um eine Hypoglykämie als Ursache der Bewusstseinsveränderung auszuschließen. Anschließend erfolgen die Anlage eines peripheren Venenzugangs und die Infusion einer Vollelektrolytlösung. Ist der Patient bewusstlos, muss er in die stabile Seitenlage gebracht werden, um eine Aspiration zu verhindern, bei Ateminsuffizienz sollten Intubation und kontrollierte Beatmung erfolgen. Bei kurz zurückliegender Barbituratintoxikation und langen Transportwegen in das nächstgelegene Krankenhaus kann eine Magenspülung am Notfallort notwendig sein.

■ Barbituratentzug

Werden Barbiturate nach längerer Einnahme plötzlich abgesetzt, so kommt es zu verlängerten Traumphasen, zu Alpträumen und Schlafstörungen. Epileptische Anfälle, Delirien mit Unruhezuständen, Desorientiertheit und Halluzinationen können beim Barbituratentzug ebenfalls auftreten (Ebert 2003).

8.5 Kokain

Kokain ist ein Extrakt aus den Blättern des Kokastrauches (Abb. 8.**7** und 8.**8**). Es kann geschnupft, geraucht, injiziert oder direkt auf die Schleimhäute aufgetragen werden. Bei oraler Gabe verläuft die Resorption über einen Zeitraum von ca. 60 Minuten. Beim Schnupfen wird Kokain dagegen rascher resorbiert und weist eine Wirkdauer von etwa 30–60 Minuten auf. Wird Kokain intravenös konsumiert oder als Base verdampft bzw. geraucht, setzt die Wirkung fast schlagartig ein, da die Substanz über die Lunge fast vollständig und sehr rasch resorbiert wird (Preuss et al. 2000). Die Halbwertszeit im Plasma liegt bei 40–60 Minuten und der Metabolismus erfolgt in der Leber und im Plasma.

Die häufigste Zubereitungsform des Kokains ist das Kokainhydrochlorid, das in pulverisierter Form geschnupft oder in Wasser gelöst intravenös appliziert wird. Die Kokainbase kann getrocknet in Glaspfeifen als **„Crack"** geraucht werden und wird rasch über die Lungen in den Blutkreislauf aufgenommen.

8

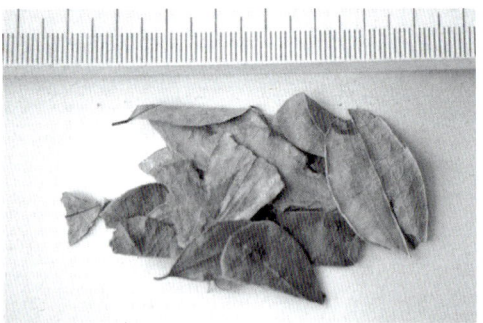

Abb. 8.**7** Kokablätter. (Quelle: LKA Hessen, Wiesbaden).

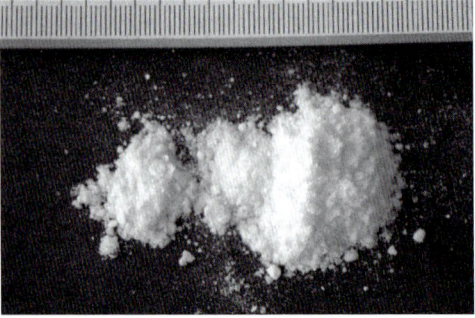

Abb. 8.**8** Kokain in Rohform. (Quelle: LKA Hessen, Wiesbaden).

Kokain bewirkt eine verstärkte Freisetzung von Dopamin und eine Wiederaufnahmehemmung von Dopamin, Serotonin und Noradrenalin aus der Synapse (Soyka 2002).

■ Kokainintoxikation

Bei einer Intoxikation kann es zum Auftreten von psychotischen Symptomen, einer erhöhten Inzidenz von Panikstörungen und Suizidversuchen bzw. Suiziden, epileptischen Anfällen, möglicherweise auch zu zerebralen Schäden, Hyperthermien, Herz-Kreislauf-Dekompensationen, toxischen Leberschäden, Rhabdomyolyse, Vasokonstriktion der Nasenschleimhaut und deren Zerstörung nach chronischem Schnupfen von Kokain kommen (Soyka 2002, Preuss et al. 2000).

Aus psychiatrischer Sicht können gerade durch längeren Kokainkonsum Erregungszustände, autoaggressive Tendenzen, Panikattacken, Delirien, wahnhafte Störungen, paranoide Gedanken mit Verfolgungswahn, innere Unruhe, Aggressionen mit gewalttätigen Ausbrüchen, aber auch Halluzinationen, speziell taktile Halluzinationen, sowie schizophreniforme Symptome auftreten (Preuss et al. 2000, Ebert 2003).

Ein Hinweis für den Notarzt sind in manchen Fällen **ausgeprägte Hautexkoriationen**, die eine wichtige Komplikation bei taktilen Halluzinationen (Sehen von Insekten und Ungeziefer auf der Haut, sog. „Kokainwanzen") darstellen können.

Somatische Komplikationen

Kokainkonsum kann zu unterschiedlichsten somatischen Komplikationen führen (Ebert 2003):

- **Neurologisch:** Koordinationsstörungen, Verwirrtheit, Unruhe und zerebrale Krampfanfälle, Dyskinesien, Dystonien, Hyperpyrexien mit Koma. Zerebrale Minderdurchblutung durch Vasokonstriktion mit ischämischen Läsionen sowie Parenchym- und Subarachnoidalblutungen. Weiterhin neurokognitive Störungen der Aufmerksamkeit, der Gedächtnis- und Lernfähigkeit sowie Verlust von verbalen und visuomotorischen Fähigkeiten.
- **Kardiovaskulär-pulmonal:** kardiale Arrhythmien, Atemdepressionen, Brustschmerzen, Husten, Bronchitiden, Hämoptysen, Pneumonien, alveoläre Blutungen, „Crack-Lunge" (bei Inhalation treten neben Brustschmerzen, Dyspnoe und Fieber klinische Symptome einer Pneumonie ohne radiologische Zeichen auf), Pneumothorax und spontanes Pneumomediastinum.
- **Sexualität:** Erhöhung von Libido und sexueller Erregbarkeit aufgrund dopaminerger Wirkung.

8

- **Schwangerschaft:** sog. „Jittery-Baby-Syndrome": retardiertes Wachstum des Fötus, erniedrigtes Geburtsgewicht, verminderte Plazentadurchblutung und fetale Hypoxie, vorzeitige Plazentaablösung und Spontanaborte.
- **Störungen bei Kindern Kokainabhängiger:** niedriges Geburtsgewicht, reduziertes Größenwachstum, verminderter Kopfumfang, Spastizität, erhöhter Extensorentonus, Hyperreflexie und Krampfneigung. Bei mütterlichem Drogenkonsum ist Kokain 60 Stunden in der Muttermilch nachweisbar und kann Apnoeanfälle beim Neugeborenen hervorrufen.
- **Allgemeine körperliche Symptome:** Niereninsuffizienz mit Rhabdomyolyse, Nasenblutungen, Sinusitiden, korneale Defekte, Nasopharyngealnekrosen, gastrointestinale Ischämien mit gastroduodenalen Ulzera, Priapismus und Penisnekrosen.

8

Maßnahmen und Therapie

Als erstes müssen vom Notarzt die Vitalparameter erhoben werden. Bei arterieller Hypertonie kann eine Therapie mit Clonidin (0,15 mg langsam i.v.) oder mit Urapidil durchgeführt werden. Falls es zu keiner Besserung der erhöhten Blutdruckwerte kommt, kann ein Therapieversuch mit Natrium-Nitroprussid (0,2 bis 10 µg/kgKG/min) oder mit Glyceroltrinitrat 0,75–8 mg/h im Perfusor versucht werden (Preuss et al. 2000). Bei gesteigerter zentraler Erregung können 5–20 mg Diazepam i.v. oder 50–100 mg i.v. Thiopental verabreicht werden. Besteht eine Selbst- oder Fremdgefährdung, ist vom Notarzt die Ordnungsbehörde (Polizei) zu alarmieren. Beim Auftreten von tonisch-klonischen Anfällen sollten 1–2 mg Clonazepam i.v. oder 5–15 mg Midazolam i.v. injiziert werden. Sollten im abgeleiteten EKG ventrikuläre oder supraventrikuläre Arrhythmien auftreten, so können Kalziumantagonisten wie 5 mg Verapamil i.v. verabreicht werden. Tritt eine Hyperthermie auf, kann eine Oberflächenkühlung mit Eiswürfeln und feuchten Tüchern versucht werden.

Kokainentzugssyndrom

Das Kokainentzugssyndrom besteht aus den 3 Phasen: „Crash", „Withdrawal" und „Extinction" (Gawin u. Kleber 1986). Die **„Crash"-Phase** ist durch starke Dysphorie, Anhedonie, Schlaflosigkeit, Irritabilität, Angst, Kokaincraving („Suchtdruck") und gelegentlich auch durch Suizidgedanken charakterisiert. Die starke Dysphorie wechselt innerhalb von Stunden in eine Lethargie und Anergie und kann bis zu 2 Tage andauern. Eine Phase mit Hypersomnolenz von ca. 8–50 Stunden schließt sich an. Nach dieser Phase folgt ein Zeitraum von

1–4 Tagen, in dem die Betroffenen eine euthyme Stimmungslage mit normalem Schlafmuster aufweisen. Anschließend kommt es in der **„Withdrawal"-Phase** erneut zu einer Zunahme von Anhedonie, milder Dysphorie, Angst, Irritabilität und Anergie. Diese Phase endet ca. 1–10 Wochen nach Abstinenzbeginn. Die dritte Phase, die als **„Extinction"-Phase** bezeichnet wird, ist durch ein starkes „Craving" gekennzeichnet (Preuss et al. 2000).

Maßnahmen und Therapie

Zunächst sollte der Notarzt beruhigend („Talk down") auf den Patienten einwirken und die Überprüfung der Vitalfunktionen durchführen. Bei starker Dysphorie und Unruhezuständen sowie bei Angstzuständen können 5–20 mg Diazepam i. v. verabreicht werden.

Bei psychotischer Symptomatik sollte eine intravenöse Gabe von 5–10 mg Haloperidol, ggf. kombiniert mit 5–20 mg Diazepam i. v., erfolgen. Liegt eine ausgeprägte vegetative Symptomatik mit Tachykardien oder arterieller Hypertonie vor, kann ein Therapieversuch mit 5 mg Propranolol i. v. unternommen werden. Bei hyperthermen Patienten können physikalische Behandlungen (z. B. mit kalten Umschlägen) erfolgen.

8.6 Stimulanzien

Zu den Stimulanzien gehören die **Amphetamine** und **Methamphetamine**. Diese indirekt wirkenden Katecholamin-Agonisten üben ihre zentralen und peripheren Wirkungen durch Freisetzung von Dopamin und Noradrenalin aus den präsynaptischen Nervenendigungen aus (Thomasius et al. 2004). Zusätzlich hemmen Amphetamine in hoher Konzentration die Monoaminooxidase.

In der Drogenszene werden Amphetamine und Methamphetamine als **„Speed"** und **„Crystal"** gehandelt, als **„Ice"** bzw. **„Crank"** wird die Base Methamphetamin und als **„Croak"** eine Mischung von Methamphetamin und Kokain bezeichnet (Thomasius et al. 2004). Amphetamine werden sowohl oral, intravenös und durch Inhalation konsumiert.

Zu der **Ecstasy**-Gruppe gehören das 3,4-Methylendioxy-N-methamphetamin (MDMA), weiterhin die Analoga **„Eve"** 3,4-Methylendioxy-N-ethylamphetamin (MDE), 3,4-Methylendioxy-N-amphetamin (MDA) und N-Methyl-1-(1,3-benzo-dioxol-5-yl)-2-butylamin (MBDB) (Freudenmann 2005). Die Substanzen der Ecstasy-Gruppe sind Derivate des β-Phenethylamins. Ecstasy bewirkt eine verstärkte Ausschüttung und Wiederaufnahmehemmung von Serotonin und Dopamin im synaptischen Spalt. Die illegal hergestellten Tab-

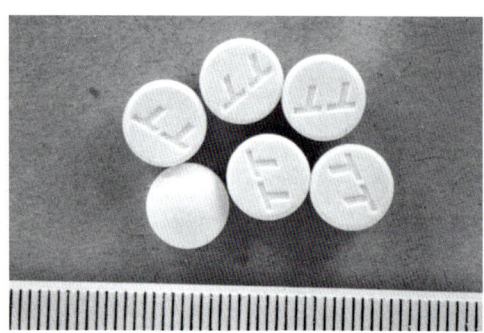

Abb. 8.**9**   Ecstasy-Tabletten.
(Quelle: LKA Hessen,
Wiesbaden).

8

letten (Abb. 8.**9**) enthalten durchschnittlich 60–120 mg MDMA oder MDMA-Analogon. Bei oraler Einnahme tritt die Wirkung nach ca. 30 Minuten auf und hält 3–6 Stunden an (Thomasius et al. 2004).

Es werden Gelegenheitskonsumenten, die Amphetamine zur Leistungs-steigerung und Gewichtsreduktion einnehmen, von chronischen oder episo-dische Konsumenten mit teilweise exzessivem Verhalten (sog. „Speed Runs" bzw. „Binges") unterschieden. Im Extremfall injizieren letztere bis zu 1000 mg i. v. alle 2–3 Stunden (Thomasius et al. 2004).

▪ Stimulanzienintoxikation

Trifft der Notarzt auf Patienten, die über eine Euphorie mit „High"-Gefühl, eine subjektiv gesteigerte geistige und körperliche Leistungsfähigkeit, über eine erhöhte Vigilanz und Unterdrückung von Schlaf, Müdigkeit sowie Hunger- und Durstgefühl (daher auch Weckamine und Anorektika genannt) berichten, so muss an eine Stimulanzienintoxikation gedacht werden.

Insbesondere bei Ecstasy sind die auftretenden Effekte jedoch interindivi-duell verschieden. Sie hängen von Wirkstoffdosis, Reinheit der Tablette, Bei-gebrauch anderer Substanzen, Ausgangsstimmung und Häufigkeit früheren Ecstasy-Konsums ab. Dennoch ist ein bestimmtes Wirkprofil charakteristisch. Besonders MDMA ruft bei den Konsumenten einen angenehmen emotionalen Zustand der Ruhe und Einheit mit der Umgebung, ein gesteigerten Wunsch nach Nähe zu anderen und leichte Wahrnehmungsveränderungen hervor. Die Aktivierung ist schwächer als bei den Amphetaminen, die sensorischen Veränderungen sind weniger ausgeprägt als bei den Halluzinogenen wie LSD oder Meskalin (Freudenmann 2005). Neben erwünschten psychotropen und aktivierenden körperlichen Effekten kommt es auch zu „unangenehmen

Effekten" durch Ecstasy und andere Stimulanzien, was dann zum Notarzteinsatz führt.

Führend sind **vegetative Symptome** wie Tachykardien, Hypertonie, Mydriasis, Tremor, Palpitationen, Parästhesien, Hyperhidrosis, Hitzewallungen oder Kälteschauer, erhöhte Kälteempfindlichkeit, Übelkeit und Verschwommensehen, psychomotorische Unruhe, Erbrechen sowie thorakale Schmerzen.

Internistisch-neurologische **Todesfälle** durch Ecstasy und andere Stimulanzien können durch eine Rhabdomyolyse mit hohem Fieber, disseminierte intravasale Gerinnungsstörungen und Nierenversagen, kardiovaskuläre Zwischenfälle (supraventrikuläre Tachykardien, QTc-Intervallverlängerungen mit ventrikulären Tachykardien im Sinne von Torsades de pointes, Myokardinfarkte, Kammerflimmern, Angina pectoris, Asystolie) bedingt sein (Thomasius et al. 2004, Thomasius 1997, Schrenck 1999, Kardels 1999). In seltenen Fällen kann es auch zur Ausbildung eines Pneumomediastinums kommen (Pittmann u. Pounsford 1997).

Weitere **somatische Komplikationen** können hypertensive Krisen mit intrazerebralen Mikro- und Makrohämorrhagien, Verwirrtheit, Atemdepression, Krampfanfälle, Dyskinesien, Dystonien, Hyperthermien, Dehydration und Bewusstseinstrübungen bis zum Koma sein (Soyka 2002).

Psychische Komplikationen nach Stimulanzienintoxikation bestehen in Anspannung, Agitiertheit, psychotischen Phänomenen (Wahn in Form von Beeinträchtigungs- und Verfolgungswahn, sog. „Speed Paranoia"), Halluzinationen in Form von optischen und taktilen Mikrohalluzinationen (z.B. Ameisenlaufen oder Wanzen unter der Haut) und Alternieren zwischen ekstatischer Gehobenheit und ängstlich-depressivem Syndrom.

Maßnahmen und Therapie

Häufig ergibt sich der Verdacht auf eine Ecstasy- oder Amphetaminintoxikation über den Auffinde-Ort (Diskothek) und die Angaben des Betroffenen oder des Umfeldes. Ein sicherer Nachweis kann aber nur über chromatografische Laboruntersuchungen erfolgen.

Auf unruhig-ängstliche Patienten sollte beruhigend eingegangen werden, ggf. Gabe von Diazepam (Valium) 10–30 mg. Komatöse Patienten sollten in die stabile Seitenlage gebracht, die Atemwege freigehalten (ggf. Guedel-Tubus) und bei beginnender Ateminsuffizienz Sauerstoff 2–4 l/min appliziert werden. Bei schwerer Ateminsuffizienz sollte eine Maskenbeatmung bzw. Intubation erfolgen. Blutdruckkrisen sollten mit Glyceroltrinitrat (z.B. Nitrolingual-Spray N) kupiert werden. Wegen möglicher Tachykardien sollte ein EKG-Monitoring erfolgen, bei Herzstillstand muss die kardiopulmonale Reanimation durchgeführt werden. Weist der Notfallpatient im abgeleiteten EKG plötzlich ein Kammerflimmern oder eine Kammertachykardie auf, müssen 300 mg Amiodaron (gemischt mit 5 %iger Glukoselösung) i. v. appliziert werden. Bei maligner Hypotonie sollte 1 mg Adrenalin i. v. in fraktionierter Form, ggf. Dopamin oder Norepinephrin verabreicht werden. Wegen häufiger Exsikkose ist ein venöser Zugang zu legen und eine Vollelektrolytlösung zu applizieren, bei Hypoglykämie ist 20–40 %ige Glukose i. v. zu geben.

In der Regel sind die Patienten auf einer medizinischen Überwachungs- oder Intensivstation (gefährdete Vitalfunktion) am besten versorgt. Nur wenn Erregung, Angst und/oder das paranoide Erleben bei stabilem körperlichem Zustand im Vordergrund stehen, ist die Einweisung auf eine (geschlossene) psychiatrische Station günstiger. Dort werden die oben beschriebenen Maßnahmen fortgesetzt. Zusätzlich wird die Temperatur gemessen. Bei Hyperthermie über 40 °C muss die Körpertemperatur z. B. mit feuchten Wadenwickeln gesenkt werden. Bei anhaltender psychotischer Symptomatik ist die Gabe eines Antipsychotikums, z. B. Haloperidol 5–10 mg/d, erforderlich.

8

Stimulanzienentzugssyndrom

Symptome eines Stimulanzienentzugs sind Bradykardien, Hypotonie, psychomotorische Verlangsamung, Muskelschwäche, Drogenverlangen sowie Rebound-Phänomene mit Zephalgien Abgeschlagenheit, Schläfrigkeit, depressiver Verstimmung, Ängstlichkeit und Konzentrationsstörungen (Thomasius et al. 2004). Das Entzugssyndrom bildet sich in der Regel nach 1–2 Wochen zurück. Es können vereinzelt „Flash-Backs" mit Wahn- und Psychosephänomenen auftreten.

8.7 Halluzinogene

Zu den wichtigsten klassischen Halluzinogenen gehören das synthetische **LSD** und das **Psilocybin**, das meist in seiner natürlichen Form konsumiert wird (Pilze als „biogene Droge"). Zu den atypischen Halluzinogenen gehören **Fliegenpilze** oder **Nachtschattengewächse** (z. B. Stechapfel, Engelstrompete).

Bei diesen Stoffen handelt es sich um Indolderivate, die überwiegend serotonerg wirken (agonistische Effekte am 5-HT$_{2A}$-Rezeptor). LSD wirkt schon in niedriger Dosierung und wird oral eingenommen. Der Rausch hält 8–12 Stunden an. Die Psilocybin-Konzentration variiert, üblicherweise werden 3–8 Pilze eingenommen, um einen Rausch von 3–6 Stunden zu verspüren (Thomasius et al. 2004).

Zur Gruppe der **psychoaktiven Pilze** gehört auch der Spitzkegelige Kahlkopf (Psilocybe semilanceata), der in Deutschland typischerweise auf Wiesen wächst, die als Viehweiden genutzt werden (Supprian et al. 2001). Nach dem Verzehr dieser Pilze (ca. 10–20 Pilze) in suizidaler oder akzidenzieller Absicht bei Drogenkonsumenten berichten die Betroffenen über Panikattacken, paranoide Reaktionen und aggressive Verhaltensweisen (Peden et al. 1992, Supprian et al. 2001). Weitere in Deutschland vorkommende psychoaktive Pilze sind u. a. der Blaufärbende Kahlkopf (Psilocybe cyanescens), der Blauende Düngerling (Panaeolus cyanescens), der Fliegenpilz (Amanita muscaria) und der Pantherpilz (Amanita pantherina).

Fliegenpilze enthalten Ibotensäure und das Alkaloid Muscimol; sie wirken über GABAerge Mechanismen (Soyka 2002). Die verschiedenen Arten von **Nachtschattengewächsen** (Solanaceae) enthalten Tropan-Alkaloide, insbesondere Atropin, Hyoscyamin und Scopalamin. Dadurch rufen die Nachtschattengewächse anticholinerge Wirkungen hervor. Halluzinogene haben kein physisches, aber ein geringes psychisches Abhängigkeitspotenzial.

Weitere Halluzinogene und ihre Wirkungen sind in Tab. 8.**4** aufgeführt.

8

Tabelle 8.**4**   Weitere Halluzinogene

Katecholaminhaltiges Meskalin
In den westlichen USA und in Mexiko verbreiteter Kaktus. Bei oraler Einnahme wirkt das Kaktusextrakt nach 30–90 Minuten und die Rauschwirkung hält bis zu 10 Stunden an. Es führt zur Mydriasis, Blutdruckanstieg, erhöhter Körpertemperatur und verstärkter Exzitation.
Myristicin und Elimicin
Die beiden Substanzen werden aus der Muskatnuss gewonnen. Sie wirken psychodelisch, häufig treten Nebenwirkungen wie Muskelzittern, Übelkeit und Erbrechen auf.
Salvinorin
Enthalten in den Blättern des Aztekensalbei (Salvia divinorum). Hochpotentes Halluzinogen, bisher keine strafgesetzliche Reglementierung.
Psychodelische Narkosemittel
• **Phencyclidin (PCP, „angel dust"):** Es wurde 1956 erstmals synthetisiert und hat eine analgetisch-amnestische Wirkung. Bei oraler Einnahme tritt die Wirkung nach 2 Stunden, bei Inhalation bereits nach 15 Minuten ein. Die durchschnittliche Halbwertzeit liegt bei 18 Stunden. Es wirkt als nicht kompetitiver Antagonist am N-Methyl-D-Aspartat-Glutamat-Rezeptor und kann mit folgender Wirkung einhergehen: – Aggressive Ausbrüche und Gewalttaten – Panikparanoia mit starken Angstgefühlen, dadurch erhöhte Unfallgefahr und Selbstverletzungen sowie Fremdgefährdung – Gelegentlich Atemdepression, Lungenödem und epileptische Anfälle

Tabelle 8.**4** (Fortsetzung)

Psychodelische Narkosemittel

• **Ketamin** ist ein seit 1963 bekanntes Narkosemittel. In der Szene wird es auch „Special-K", „Kate" oder „Vitamin K" genannt. Symptome einer Ketaminintoxikation sind:
  – Halluzinationen mit ausgeprägter Formen- und Farbenvielfalt
  – Losgelöstsein vom Körper
  – Gehen durch einen Tunnel
  – Wahrnehmen eines Lichts sowie Eintreten in das Licht
  – Empfindung tiefen Friedens
  – Arterielle Hypertonie, Tachykardien, Hypersalivation
  – Analgetische Wirkung und Somnolenz
  – Zeichen der zerebralen Vasodilatation, des gesteigerten zerebralen Stoffwechsels und erhöhten intrakraniellen Stoffwechsels

Halluzinogenintoxikation

8

Bei Patienten mit einer Halluzinogenintoxikation kommt es zu einem qualitativ veränderten Bewusstseinszustand, der oft als **„Bewusstseinserweiterung"** bezeichnet wird, während selbst bei höheren Dosierungen quantitative Einschränkungen der Bewusstseinslage, d. h. Vigilanzminderung und Eintrübung, in der Regel fehlen (Thomasius et al. 2004). Im Halluzinogenrausch ist das Zeiterleben deutlich verändert, die Umwelt und die eigene Person werden auf eine besondere, traumartige Weise erlebt, es kommt zu Entgrenzungs- und Verschmelzungserlebnissen, die angenehm bis ekstatisch, aber auch angstvoll erlebt werden können. Die Affektivität ist stark verändert, wobei sich Glücksgefühle, Traurigkeit und Ängste rasch abwechseln können. Im Verhalten können die Patienten in sich gekehrt sein oder sich explorativ verhalten. Optische Wahrnehmungsveränderungen und Halluzinationen gehören zu den typischen Phänomenen des Halluzinogenrausches. Verändertes Körperempfinden und Körperhalluzinationen, besonders nach Verzehr von Fliegen- und Pantherpilzen (Supprian et al. 2001), sowie akustische Halluzinationen gehören ebenfalls zum Spektrum der psychotropen Effekte.

Atypische unterscheiden sich von den klassischen Halluzinogenen dadurch, dass sie selbst bei üblichen Dosierungen neben den qualitativen Bewusstseinsveränderungen zusätzlich dämpfende und sedierende Effekte bzw. eine Vigilanzminderung hervorrufen können (Gouzoulis-Mayfrank et al. 1998). In höheren Dosierungen kann der Notarzt bei den Patienten psychotische Rauschverläufe, Ängste und Agitationen (Horror-Trips) diagnostizieren. Bei regelmäßigem Konsum kann es zu drogeninduzierten Störungen kommen, die mehrere Wochen anhalten können. Möglicherweise kann sich als Spätmanifestation auch eine schizophrene Psychose ausbilden.

Eine weitere Komplikation des Halluzinogenkonsums stellen die sog. **„Flash-Backs"** (oder Echopsychosen) bzw. persistierende Wahrnehmungsstörungen dar, bei denen nach einem Intervall von Wochen bis Monaten nach dem letzten Rauscherlebnis die psychischen Phänomene des Rausches ohne erneute Substanzeinnahme für Sekunden bis Minuten, in ganz seltenen Fällen aber auch andauernd wieder auftreten (Hermle et al. 1996, Pechnick et al. 1997).

Die **somatischen Begleiteffekte** sind bei den klassischen Halluzinogenen relativ gering ausgeprägt. Es kommt zu einer Mydriasis, leichten Blutdruckerhöhungen, Tachykardien und zu einer Erhöhung der Körpertemperatur. Zu Beginn der Rauschwirkung können Übelkeit und Erbrechen auftreten (Pechnick et al. 1997). Schwerwiegende Komplikationen sind bei den klassischen Halluzinogenen (z. B. LSD, Psilocybinpilze) selbst bei Überdosierung nicht zu befürchten. Hingegen sind Überdosierungen bei den atypischen Halluzinogenen (z. B. Fliegenpilze, Engelstrompeten) durchaus kritisch: Es kann zu Bewusstseinstrübungen, Orientierungsstörungen und deliranten Symptomen mit lebensgefährlichen vegetativen Entgleisungen kommen. Im Extremfall können Bewusstlosigkeit und Koma mit Atemlähmung eintreten, wodurch der Notfallpatient intensivpflichtig wird (Thomasius et al. 2004).

Differenzialdiagnose

Beim Auffinden eines mit Halluzinogenen intoxikierten Patienten muss der Notarzt, vor allem wenn er über wenig bzw. keine fremdanamnestischen Angaben verfügt, an folgende andere Erkrankungen denken:
- Schädel-Hirn-Trauma,
- Epilepsie,
- Enzephalitis,
- Demenz,
- Schizophrenie,
- Halluzinationen (Halluzinationen bei Übermüdung).

Maßnahmen und Therapie

Überprüfung und Sicherung der Vitalfunktionen. Bei **psychotischen Rauschverläufen** (Horror-Trip) kann der Notarzt vorübergehend Benzodiazepine (z. B. 5–20 mg Diazepam i. v.) verabreichen, wenn eine beruhigende Umgebung und das Gespräch („Talking down") nicht ausreichen, um das Zustandsbild zu beherrschen (Thomasius et al. 2004).

Die Gabe von Antipsychotika ist in der Regel nicht nötig, da die psychotische Symptomatik nach kurzer Zeit wieder abklingt. Falls sie aber notwendig sein sollte, könnte Haloperidol 5–10 mg i. v. verabreicht werden. Bei Intoxikationen mit PCP kann durch den Notarzt Aktivkohle, bei arterieller Hypertonie ein Betablocker oder Clonidin appliziert werden.

8.8 Liquid-Ecstasy

Liquid-Ecstasy wird in der Partyszene als stimulierende Droge sowie in Bodybuilderkreisen zur Fettreduktion verwendet. Es enthält den Wirkstoff **Gamma-Hydroxy-Buttersäure (GHB),** der bei Einnahme besonders hohe Konzentrationen in den Basalganglien und im Hypothalamus erreicht. Er wirkt an den $GABA_A$- und $GABA_B$-Rezeptoren (Heinz 1999). Zur traurigen Berühmtheit brachte es GHB zuletzt durch die missbräuchliche Verwendung als **„K.O.-Tropfen".**

8

■   Liquid-Ecstasy-Intoxikation

Patienten mit einer Liquid-Ecstasy-Intoxikation weisen eine Euphorie, Antriebssteigerung, Entspannung und Glücksgefühle, eine vermehrte Kontaktfreudigkeit und Distanzlosigkeit sowie ein erhöhtes sexuelles Interesse auf. Meistens wird der Notarzt aber gerufen, wenn unerwünschte Symptome wie Übelkeit und Erbrechen sowie Koma im Vordergrund stehen.

Maßnahmen und Therapie

Vor Einleitung einer Therapie hat der Notarzt die Überprüfung der Vitalparameter durchzuführen. Anschließend ist ein intravenöser Zugang zu legen und eine Vollelektrolytlösung zu applizieren. Ist der Notfallpatient im Antrieb stark gesteigert, kann eine Sedierung mit 5–10 mg Diazepam peroral oder i. v. erfolgen. Stehen Übelkeit und Erbrechen im Vordergrund, kann die Verabreichung eines Antiemetikums (z. B. 10 mg Metoclopramid intravenös) eine Besserung bringen. Bei Bewusstlosigkeit und ausreichender Atmung ist der Notfallpatient in die stabile Seitenlage zu verbringen. Besteht eine Ateminsuffizienz mit Koma, so muss die Intubation mit kontrollierter Beatmung durchgeführt werden. Bei Liquid-Ecstasy-Intoxikationen kann ggf. eine **Antagonisierung** mit 1–2 mg Physiostigmin versucht werden (Heinz 1999).

Da GHB immer häufiger im Zusammenhang mit sexuellen Delikten als „K.O.-Tropfen" ohne das Wissen der Opfer verabreicht wird, sollte bei zweifelhaften Auffindesituationen (entkleidete Patientin, Anzeichen für sexuelle Handlungen, fremdanamnestische Berichte über plötzliches stark verändertes Verhalten, das nicht durch andere Ursachen, z. B. Alkoholkonsum, erklärbar ist) stets die Polizei hinzugezogen werden. Wichtig ist das frühzeitige Asservieren von Körperflüssigkeiten, da GHB schnell abgebaut wird und dann nicht mehr nachweisbar ist. Die Opfer leiden meist unter einer retrograden Amnesie und können so meist keine Angaben zu einem Verbrechen oder Tathergang machen.

8.9 Inhalanzien

Psychiatrische Notfälle durch Inhalanzien sind im Rettungsdienst selten. Inhalanzien („Schnüffelstoffe") werden durch Inhalation aufgenommen. Zu ihnen gehören (Soyka 2002):

- Narkosegase (Lachgas und Halothan),
- organische Lösungsmittel,
- Gase in Haushalts- und Gewerbeprodukten,
- Aerosole,
- aliphatische Nitrite (Amylnitrit, Butylnitrit),
- Klebstoffe, Treibmittel, Arzneimittel, Reinigungsmittel und Lösungsmittel sowie Kraftstoffe.

■ Inhalanzienintoxikation

Patienten mit einer Inhalanzienintoxikation sind häufig antriebsgemindert, psychomotorisch verlangsamt, apathisch und/oder teilweise aggressiv gespannt. Die Urteils- und Kritikfähigkeit ist herabgesetzt und es sind mnestische und kognitive Defizite feststellbar. Neurologisch-internistisch können arterielle Hypertonie, Schwindel, Nystagmus, Koordinationsstörungen, eine verwaschene Sprache, Gangunsicherheit, Tremor, Hyporeflexien, Muskelschwäche, verschwommenes Sehen und Doppelbilder vorhanden sein. Manchmal sind die Patienten stuporös oder komatös (Soyka 2002). Bei chronischen Konsumenten können paranoid-halluzinatorische Bilder auftreten.

Differenzialdiagnosen: Trifft der Notarzt auf einen durch Inhalanzien intoxikierten Patienten, muss er dennoch auch andere psychiatrische Krankheitsbilder differenzialdiagnostisch berücksichtigen:

- Intoxikation mit Alkohol, Sedativa und Hypnotika,
- schizophrene Psychosen oder
- hirnorganische Störungen.

Maßnahmen und Therapie

Neben dem Schaffen einer entspannten Gesprächssituation, ggf. Krisenintervention und dem Versuch der Beruhigung durch verbale Intervention („Talk down") stehen die Überprüfung und Sicherung der Vitalfunktionen im Vordergrund. Nach der körperlichen Untersuchung ggf. symptomorientierte Therapie, z. B. bei hypertensiven Krisen Gabe von 0,15–0,3 mg Clonidin i. v., bei Ängsten und Unruhezuständen Gabe von 5–10 mg Diazepam peroral oder i. v., bei psychotischen Symptomen Applikation von 5 mg Haloperidol i. v.

■ Literatur

Adinoff B. Delirium following cessation of alcohol consumption. Am J Psychiat. 1998;155:11.

Backmund M. Drogen- und Alkoholnotfälle im Rettungsdienst. Edewecht: Stumpf & Kossendey; 1999.

Berner MM, Zeidler C, Kriston L, Mundle G, Lorenz G, Härter M. Diagnostik und Behandlung alkoholbezogener Störungen. Ergebnisse einer Umfrage in hausärztlichen Praxen. Fortschr Neurol Psychiat. 2006;74:157–64.

Bonnet U. Behandlung der Cannabisabhängigkeit bei Erwachsenen. Psychoneuro. 2006;11: 541–6.

Burkhardt J, Hermle L. Delirante Syndrome in der psychiatrischen Notfalltherapie. Psycho. 1999;25:574–9.

Dilling H, Mombour W, Schmidt HH. Internationale Klassifikation psychischer Störungen (ICD-10, Kapitel V). Bern: Huber; 1993.

Ebert D. Psychiatrie systematisch. Bremen: Unimed; 2003.

Erwin WE, Williams DB, Speir WA. Delirium tremens. South Med J. 1998;91:425–32.

Freudenmann RW. „Ecstasy" – die Droge der Techno-Generation. Nervenheilkunde. 2005;24:557–72.

Garwin FH, Kleber HD. Abstinence symptomatology and psychiatric diagnoses in cocain abusers. Archs Gen Psychiat. 1986;43:107–13.

Gölz J. Der drogenabhängige Patient. Handbuch der schadensmindernden Strategien. München – Jena: Urban & Fischer; 1999.

Gouzoulis-Mayfrank E, Parnefjord R, Hermle L. Stimulanzien, Halluzinogene, Ecstasy: Epidemiologie des Konsums, Wirkmechanismen und psychische Effekte. Psycho. 1998;24:400–9.

Hanke M, John U. Tabak- und Alkohol-attributale stationäre Behandlungen. Dtsch Med Wschr. 2003;128:1387–90.

Heinz TW. Missbrauch von Ketamin. Neue Modesubstanz der Szene. Dtsch Ärztebl. 1999;43:2197–8.

Hermle J, Gouzoulis-Mayfrank E, Spitzer M. Halluzinogen-induzierte psychische Störungen. Fortschr Neurol Psychiat. 1996;64:482–91.

Kardels B. Ecstasy im Rettungsdienst. Subcutan. Berichte und Informationen des VDRS. 1999;1:2–4.

Kardels B, Beine K-H. Alkoholismus – ein medizinischer Notfall. Notfall und Rettungsdienst. 2000;7:36–9.

Kardels B, Napp U, Beine K-H. Delirium tremens – ein lebensgefährliches Krankheitsbild? Notarzt. 2001;17:132–4.

Kardels B, Beine K-H, Wenning F. Psychiatrische Notfälle in Hamm/Westfalen. Fortschr Neurol Psychiat. 2003;71:129–34.

Nagel M, Ferbert A. Alkoholfolgeerkrankungen. Fortschr Neurol Psychiat. 2005;73:470–84.

Pajonk FG, Grünberg KAS, Moecke HP. Psychiatrische Notfälle. Häufigkeit und Versorgung im Vergleich mit einer ländlichen Region. Notfall Rettungsmed. 2002;5:110–15.

Pechnick RN, Ungerleider JT. Hallucinogens. Lowinson JH, Ruiz P, Millman RB, Langrod JG. Substance abuse. A comprehensive textbook, 3 rd ed. Baltimore, Maryland: Williams & Wilkins; 1997:230–23.

Peden NR, Bisset AF, Macaulay KEC, Crooks J, Pelosi AJ. Clinical toxicology of „magic mushroom" ingestion. Postgrad Med J. 1981;57:543–5.

Pittmann JA, Pounsford JC. Spontaneous pneumomediastinum and ecstasy abuse. J Accident Emergency Med. 1997;14:335–6.

Preuss UW, Bahlmann M, Koller G, Soyka M. Die Behandlung der Kokainabhängigkeit. Intoxikation, Entzug und Rückfallprophylaxe. Fortschr Neurol Psychiat. 2000;68:224–38.

Preuss UW, Zimmermann J, Schmidt CO, Watzke AB. Entzug von Cannabinoiden: Ein Syndrom von klinischer Relevanz? Psychoneuro. 2006;11:536–40.

Rothenhäusler H-B, Kapfhammer HP. Psychiatrische Notfälle – Konsiliartätigkeit am Allgemeinkrankenhaus. Psycho. 1999;25: 550–65.

Schlimme J, Rada D, Schneider U. Cannabiskonsum und seine psychosozialen Wirkungen im Kulturkreis. Fortschr Neurol Psychiat. 2001;69:367–73.

Schneider U, Seifert J. Neurobiologie des Cannabinoidsystems. Psychoneuro. 2006;11:532–5.

Schrenck von T. Internistische Komplikationen nach Ecstasy. Dtsch Ärztebl. 1999;96:280–5.

Soyka M. Störungen durch Alkohol. In: Möller HJ, Laux G, Kapfhammer HP (Hrsg). Psychiatrie und Psychotherapie. Berlin – Heidelberg – New York: Springer; 2002:967–1047.

Soyka M. Alkoholhalluzinose und Eifersuchtswahn. Fortschr Neurol Psychiat. 2006;74:346–57.

Supprian T, Frey U, Supprian M, Wanke K. Über den Gebrauch psychoaktiver Pilze als Rauschmittel. Fortschr Neurol Psychiat. 2001;69:597–602.

Thomasius R, Jarchow C. „Ecstasy". Psychotrope Effekte, Komplikationen, Folgewirkungen. Dtsch Ärztebl. 1997;14:286–9.

Thomasius R, Gouzoulis-Mayfrank E, Kraus C, Wiedenmann H, Hermle L, Sach PM, Zeichner D, Küstner U, Schindler A, Krüger A, Uhlmann S, Petersen KU, Zapletalova P, Wartberg L, Schütz CG, Schulte-Markwort M, Obrocki J, Heinz A, Schmoldt A. AWMF – Behandlungsleitlinien: Psychische und Verhaltensstörungen durch Kokain, Amphetamine, Ecstasy und Halluzinogene. Fortschr Neurol Psychiat. 2004;72:679–95.

Winter S. Der alkoholkranke Patient im Rettungsdienst. Rettungsdienst. 1995;5:34–7.

Wojner M, Bizon Z, Wasilewski D. The role of somatic disorders and physical injury in the development and course of alcohol withdrawal delirium. Alcohol Clin Exp Res. 1999;23:209–13.

Zilker T. Alkoholentzugssyndrom und Delirium tremens. MMW Fortschr Med. 999;141: 26–30.

8

9 Notfälle durch Pharmaka

Als Folge des medizinischen Fortschritts leben Menschen nicht nur länger, sondern entwickeln im Laufe des Lebens auch mehr Krankheiten und benötigen mehr Medikamente. Menschen über 60 Jahren leiden im Durchschnitt an 5 Erkrankungen. Mehr als 60% der über 60-Jährigen nehmen Medikamente in Form einer regelmäßigen, lang andauernden Therapie ein. In deutschen Seniorenwohnheimen nimmt jeder Patient regelmäßig durchschnittlich 4 Medikamente (Damitz 1997), knapp 50% werden mit Psychopharmaka behandelt (Weyerer et al. 1996).

Obwohl Polypharmazie und Psychopharmakotherapie nicht auf ältere Menschen beschränkt sind, sind iatrogene Störungen und Schädigungen durch verordnete oder selbständig eingenommene Medikation in dieser Gruppe am häufigsten. Ursachen dafür sind auch die Multimorbidität, die Veränderungen des Körpers im Alter und die eingeschränkte Funktionsreserve der meisten Organe (s. Kap. 10 *Bewusstseinsstörungen*) (Adler 2003). Dementsprechend finden sich die meisten pharmakogen bedingten Notfälle bei Menschen im höheren Lebensalter.

9.1 Ursachen pharmakogener Notfälle

Ursachen für pharmakogene Notfälle sind:

- **Relative Überdosierung**: starke Ausprägung von Wirkung oder Nebenwirkung bzw. Auftreten von Intoxikationszeichen, obwohl die Dosierung im niedrigen oder durchschnittlichen Bereich liegt. Ursache ist in der Regel die aktuelle oder überdauernde individuelle Disposition des Patienten.
- **Absolute Überdosierung**: starke Ausprägung von Wirkung oder Nebenwirkung bzw. Auftreten von Intoxikationszeichen bei Dosierungen im oberen Normbereich oder oberhalb des Normbereichs.

Zur Differenzierung müssen die **Plasmaspiegel** bestimmt werden.

Ursachen für eine relative oder absolute Überdosierung können u. a. sein:
- erhöhte Empfindlichkeit des Körpers für ein Arzneimittel durch eine Erkrankung oder Funktionsstörung,
- Wechselwirkungen zwischen Arzneimitteln,
- idiosynkratische Reaktionen,
- eigenmächtige Dosisanpassung,
- komplizierte oder unzureichende Einnahmeanweisungen,
- Verwechseln von Medikamenten, z. B. aufgrund von Sehstörungen,
- Vergesslichkeit.

Die häufigsten **pharmakogenen Nebenwirkungen** sind (Bauer 1996, Adler 2003):
- Hypotension (vor allem orthostatisch bedingt), Hypertension,
- Brady- und Tachykardien, Herzrhythmusstörungen,
- Stürze,
- Bewegungsstörungen,
- Obstipation,
- Verwirrtheitszustände,
- Verringerung der kognitiven Leistungsfähigkeit,
- Abnahme der Nierenfunktion,
- trockener Mund.

9

Nicht alle dieser Nebenwirkungen rufen Notfallsituationen hervor. Neben Blutdruckregulationsstörungen, Arrhythmien, Stürzen, Bewegungsstörungen und akuten Verwirrtheitszuständen sind vor allem folgenden Störungen häufig **Ursache für einen Einsatz des Notarztes** oder des kassenärztlichen Notdienstes:
- Delir,
- Krampfanfälle,
- Unruhe- und Erregungszustände,
- Ateminsuffizienz,
- Harnverhalt.

Psychopharmaka im eigentlichen Sinne (z. B. Antipsychotika, Antidepressiva, Benzodiazepine, Antiepileptika) wie auch Nicht-Psychopharmaka können sowohl psychiatrische wie auch nicht-psychiatrische Notfälle auslösen.

Es sind über 500 **Nicht-Psychopharmaka** bekannt, die potenziell zu psychiatrischen Störungen führen können (Bullinger 1987). Hierzu zählen u. a. Antihypertensiva (z. B. Reserpin, Clonidin, Betablocker), Sympathomimetika (z. B. Theophyllin, Psychostimulanzien), Digitalispräparate, Antiarrhythmika, Analgetika (z. B. Acetylsalicylsäure, andere NSAR, Opioide), Antibiotika (z. B.

Gyrasehemmer, Penicillin, Mefloquin, Chloroquin, Metronidazol), Muskelre-laxanzien, Antihistaminika, Hormonpräprate (z. B. Kortison, Thyroxin) und Zytostatika (z. B. Ciclosporine, Ifosamid). Sie können alle denkbaren psychi-schen Symptome und Störungen, z. B. Psychosen, Depressionen, Manien oder Verwirrtheitszustände hervorrufen. Die somatischen Nebenwirkungen dieser Substanzen können hier verständlicherweise nicht alle aufgeführt werden. Auch das Absetzen von Medikamenten kann psychische Störungen auslösen. Kasuistisch beschrieben ist dies z. B. für das Absetzen von Sympathomimetika. Allerdings ist es nicht immer möglich, die psychopathologischen Symptome direkt auf ein Pharmakon zurückzuführen. Grunderkrankung, Behandlungs-situation, Persönlichkeitsfaktoren und Einstellung zur Behandlung modifizie-ren die vorliegende Symptomatik. Darüber hinaus sind Häufigkeitsangaben über medikamentös induzierte psychische Störungen selten, so dass klare kausale Zusammenhänge nur selten herstellbar sind (Grohman et al. 1987).

Psychopharmaka können in Abhängigkeit von der Substanz ebenfalls jede der o. a. Nebenwirkungen hervorrufen. Darüber hinaus sind sie in der Lage, eine Vielzahl von somatischen Funktionsstörungen auszulösen, die ihrerseits wieder Auswirkungen auf neuropsychische Funktionen haben. Die häufigsten Nebenwirkungen von Psychopharmaka, die zu Notfällen führen können, wer-den im Folgenden aufgeführt. Entscheidend für Diagnostik und Therapie ist daran zu denken, dass sie durch Pharmaka hervorgerufen sein können.

9.2 Psychopharmaka, die psychische Notfälle auslösen können

Antipsychotika

Antipsychotika sind Substanzen, die eine antipsychotische Wirkung besitzen, ohne dabei das Bewusstsein und die intellektuellen Fähigkeiten wesentlich zu beeinflussen. Die psychomotorische Erregung wird vermindert, innere Span-nung, Angst und Antrieb werden reduziert. Die Patienten gelangen in einen Zustand von relativer Indifferenz gegenüber ihrer Umwelt.

Der Begriff „Antipsychotikum" ersetzt zunehmend den historisch bedingten Begriff **„Neuroleptikum"**. Eine Einteilung der Antipsychotika kann z. B. nach der chemischen Struktur, der „neuroleptischen Potenz" oder der „Atypizität" erfolgen. Entscheidend für die Beurteilung von Nebenwirkungen sind die letz-ten beiden Differenzierungen.

Bezüglich der **neuroleptischen Potenz** werden vereinfacht sog. hochpotente von niederpotenten Antipsychotika unterschieden, wobei **hochpotente Anti-psychotika** in niedriger bis mittlerer Dosierung eine gute antipsychotische Wirkung ohne Sedierung aufweisen. **Niederpotente Antipsychotika** sind dagegen in niedriger bis mittlerer Dosierung durch eine geringe antipsychotische Wirksamkeit bei deutlicher Sedierung gekennzeichnet (s. Kap. 4 *Pharmakotherapie*).

Nebenwirkungen

Die typischen unter Antipsychotika zu beobachtenden Nebenwirkungen sind extrapyramidalmotorische und vegetative Störungen, Sedierung und Hypotension. Selten treten auch das maligne neuroleptische Syndrom (MNS) und Blutbildveränderungen (z.B. Agranulozytosen) auf. Darüber hinaus kann es zu Verlängerungen des QTc-Intervalls mit bedrohlichen Herzrhythmusstörungen (z.B. Torsade de pointes) kommen.

Hochpotente konventionelle Antipsychotika, z.B. Haloperidol, sind üblicherweise starke Dopamin-D2-Rezeptorenblocker. Häufige Nebenwirkungen sind extrapyramidalmotorische Störungen (EPS). Sie sind dosisunabhängig und können bereits nach Einmalgabe auftreten. Es sind Frühdyskinesien und -dystonien, ein Parkinsonoid, Akathisien und – bei längerem Gebrauch – Spätdyskinesien zu erwarten.

Neuere, sog. „atypische" Antipsychotika (z.B. Olanzapin [Zyprexa], Risperidon [Risperdal], Ziprasidon [Zeldox]) weisen ein deutlich geringeres EPS-Risiko auf. Als wesentliche Ursache wird, anders als bei konventionellen Antipsychotika wie dem Haloperidol, ein stärkerer Antagonismus am Serotonin-5HT$_{2A}$-Rezeptor im Vergleich zum Dopamin-D$_2$-Rezeptor und eine geringere Selektivität für das dopaminerge mesolimbische System angesehen.

Niederpotente Antipsychotika (z.B. Levomepromazin [z.B. Neurocil]), vor allem mit trizyklischer Struktur, sedieren sehr viel stärker, rufen in der Regel durch eine zentrale α_1-Blockade Hypotension hervor und wirken zentral anticholinerg (Benkert u. Hippius 2005). Sie können daher akute Verwirrtheitszustände, Delirien oder Krampfanfälle auslösen. Die anticholinerge Wirksamkeit kann sich peripher u.a. in Darmatonien mit Subileussymptomatik, Harnverhalt bei Prostatahypertrophie oder in einem Glaukomanfall äußern. Die α_1-adrenolytische Aktivität kann zu Synkopen und Stürzen, bei Männern zum Priapismus führen.

Substanzen mit diesem Profil sollten vor allem bei älteren Patienten mit Unruhezuständen eher gemieden werden, da durch Hypotension und vor allem durch die anticholinerge Wirksamkeit Unruhe, psychomotorische Agitiertheit oder Aggressivität noch verstärkt werden können. Hier bieten sich neuere Substanzen wie Pipamperon (z.B. Dipiperon) oder Melperon (z.B. Eunerpan) an, die aber nicht auf dem Notarztwagen und nur selten in der Notaufnahme verfügbar sind.

◼ Antidepressiva

Wirkprinzip der Antidepressiva ist die Erhöhung von Katecholaminen (z.B. Serotonin, Noradrenalin, Dopamin) im synaptischen Spalt. Neben der antidepressiven Wirkeigenschaft können Antidepressiva, je nach Substanz, sedierend oder antriebssteigernd wirken.

Nebenwirkungen

In zu hoher Dosierung können Unruhe- und Verwirrtheitszustände, Serotonin-Syndrome, hypertensive Krisen, paranoid-halluzinatorische Symptome und Bewegungsstörungen entstehen.

Ältere, sog. trizyklische oder tetrazyklische Antidepressiva (z.B. Amitryptilin) weisen, ähnlich wie niederpotente Antipsychotika, zusätzlich anticholinerge, α_1-adrenolytische und z.T. antihistaminerge Eigenschaften mit den daraus verbundenen Konsequenzen auf. Vorwiegend serotonerg wirksame Substanzen (z.B. selektive Serotonin-Wiederaufnahmehemmer [SSRI]) führen gerade zu Beginn der Behandlung zu gastrointestinalen Störungen mit Übelkeit und Erbrechen, Unruhe, Kopfschmerzen, Schwitzen, Tremor und Schlafstörungen. Störungen der Reizüberleitung am Herzen mit allen denkbaren Rhythmusstörungen können unter Therapie mit allen Antidepressiva auftreten.

◼ Benzodiazepine

Benzodiazepine wirken angst- und spannungslösend, sedierend, relaxierend und antikonvulsiv. Allgemeine Indikationen für diese Substanzgruppe sind Unruhe, Angst- und Spannungszustände, psychosomatische Beschwerden, funktionelle Schlafstörungen, epileptische Erkrankungen und Muskelverspannungen oder Spasmen (s. Kap. 4 *Pharmakotherapie*). Außerdem eignen sie sich zur Narkoseeinleitung und -fortführung und coupieren Symptome im Alkohol- und Drogenentzug.

Nebenwirkungen

Die therapeutische Breite der meisten Benzodiazepine ist hoch. Besonders nach i.v. Gabe sind sie aber atemdepressiv und kreislaufwirksam. Typische Nebenwirkungen sind Sedierung, Ataxie, Übelkeit und Verwirrtheit. Eine anterograde Amnesie wird häufig bei Intoxikationen beschrieben. Besonders bei Patienten im höheren Lebensalter oder mit hirnorganischen Störungen sind paradoxe Reaktionen mit der Folge einer agitiert-unruhigen Symptomatik nicht selten. Bei älteren Menschen kann eine respiratorische Partial- oder Globalinsuffizienz auch nach oraler Gabe dekompensieren. Schlafapnoen können verstärkt werden.

Bei einigen Benzodiazepinen wird eine periphere kardiale Rezeptorwirkung mit Ca-Kanal-Aktivität angenommen, die zu Reizleitungsstörungen führen kann.

Lithium

Lithium wird üblicherweise zur Therapie akuter manischer Störungen, zur Phasenprophylaxe manisch-depressiver Erkrankungen, bei schweren oder therapieresistenten depressiven Störungen mit Suizidalität oder zur Phasenprophylaxe depressiver Störungen eingesetzt. Lithium findet sich bei unbehandelten Gesunden nur als Spurenelement im Plasma, im Rahmen einer Therapie mit Lithium in den o.a. Indikationen wird ein Plasmaspiegel von 0,6–1,2 mmol/l angestrebt. Die therapeutische Breite ist gering.

9

Nebenwirkungen

Zeichen einer **Lithiumintoxikation** stellen sich ab einem Serumspiegel von 1,5 mmol/l, bei älteren Patienten bereits ab 1,0 mmol/l ein.

Initialsymptome einer Intoxikation sind:
- Abgeschlagenheit, psychomotorische Verlangsamung, Vigilanzminderung, Konzentrationsstörungen,
- grobschlägiger Tremor der Hände,
- gastrointestinale Symptome (z.B. Übelkeit, Erbrechen, Durchfall),
- Koordinationsstörungen,
- Schwindel,
- dysarthrische Sprache,
- Myoklonien.

Das **Vollbild einer Lithiumintoxikation** äußert sich durch:
- Hyperreflexie,
- Rigor,
- zerebrale Krampfanfälle,
- Schock,

- Bewusstseinstrübung bis zum Koma,
- Herz-Kreislauf-Stillstand.

Mögliche **Ursachen** einer Lithiumintoxikation sind eine akzidentelle oder suizidale Überdosierung, Kalium- oder Kochsalzmangel (z. B. durch Diuretika, starkes Schwitzen, Diarrhö), Nierenfunktionsstörung.

Lithium muss 2–3 Tage vor Narkosen oder Operationen abgesetzt werden.

Antiepileptika

Antiepileptika werden in einer Vielzahl von Indikationen eingesetzt. Neben der eigentlichen antikonvulsiven Wirkung wirken einige von ihnen u. a. bei Kopfschmerz, neuropathischem Schmerz und als Stimmungsstabilisatoren. Das Wirkprinzip ist je nach Substanz unterschiedlich; gemeinsam ist ihnen eine membranstabilisierende Wirkung. Die Substanzen Carbamazepin, Valproinsäure, Lamotrigin und Phenytoin werden in Deutschland am häufigsten verordnet.

Nebenwirkungen

Phenytoin kann Verwirrtheitszustände und Apathie auslösen und durch die Hemmung der intestinalen Resorption einen Mangel an Folsäure herbeiführen.

9.3 Psychische Notfälle durch Pharmaka – Ätiologie und Therapie

Verwirrtheitszustände

Ätiologie

Exsikkose, Stoffwechselstörungen (z. B. Diabetes mellitus), hirndegenerative Prozesse unterschiedlicher Genese (z. B. Demenzen), Schädel-Hirn-Trauma, hirnorganische Erkrankungen (z. B. Enzephalitis, Meningitis, Epilepsie, Hirntumor), Alkohol- oder Drogenintoxikationen bzw. -entzug, psychiatrische Störungsbilder (z. B. exogene Psychosen, dissoziative Störungen; s. Kap. 10 *Bewusstseinsstörungen und Verwirrtheitszustände*).

Medikamentös: Benzodiazepine, Anticholinergika (z.B. trizyklische Antidepressiva oder Antipsychotika, Antiparkinsonmittel, Atropin), MAO-Inhibitoren, Antihistaminika, Antiarrhythmika (z.B. Chinidin), Betablocker, Glykoside, Lokalanästhetika, Sekale-Alkaloide, Baclofen, Bromocriptin, Levodopa.

Therapie

- Symptomatisch, bei ausgeprägten oder akut aufgetretenen Störungen Transport in die Klinik.
- Diagnostische Abklärung, Wiederherstellung der Homöostase (z.B. ausreichende Flüssigkeitszufuhr).
- Genaue Medikamentenanamnese, ggf. medikamentöse Neueinstellung.
- Bei Überdosierungen und Intoxikationen von Benzodiazepinen u.U. Anwendung des Antagonisten Flumazenil (cave: Entzugssyndrom, Erregungszustand).

Unruhe- und Erregungszustände

Ätiologie

Unspezifischer Symptomkomplex zahlreicher organischer und psychischer Störungen, Intoxikation oder Entzug von Alkohol oder Drogen.

Medikamentös: antriebssteigernde Antidepressiva (z.B. SSRI) oder Antipsychotika, Sympathomimetika, Psychostimulanzien, Anticholinergika, Kortikosteroide, alle anderen zentralnervös wirksamen Substanzen. Absetzen oder Entzug von Benzodiazepinen oder anderen sedierenden Substanzen.

Therapie

- Zunächst symptomatisch.
- Bei schweren Erregungszuständen Therapie mit Benzodiazepinen (z.B. Lorazepam, Diazepam), bei Vorliegen psychotischer Symptome zusätzlich mit Antipsychotika (z.B. Haloperidol).
- Bei unklaren oder schweren Unruhe- und Erregungszuständen Transport in die Klinik, differenzialdiagnostische Abklärung.
- Therapie der Grunderkrankung.

Angst- und Panikstörungen

Ätiologie

Unspezifischer Symptomkomplex zahlreicher organischer und psychischer Störungen, Intoxikation oder Entzug von Alkohol oder Drogen.

Medikamentös: antriebssteigernde Antidepressiva (z.B. SSRI) oder Antipsychotika, Sympathomimetika, Psychostimulanzien, Anticholinergika, Kortikosteroide, nichtsteroidale Antirheumatika, Herzglykoside, Antiarrhythmika. Absetzen oder Entzug von Benzodiazepinen, anderen sedierenden Substanzen oder Analgetika.

Therapie

- Angst- und Panikstörungen sind keine absolute Notarztindikation. Sie können sich primär als Hyperventilation präsentieren.
- Therapie zunächst symptomatisch.
- Bei schweren Erregungszuständen Therapie mit Benzodiazepinen (z.B. Lorazepam, Diazepam).
- Bei erstmaligen oder schweren Angst- und Panikstörungen Transport in die Klinik, differenzialdiagnostische Abklärung.
- Therapie der Grunderkrankung.

Paranoid-halluzinatorische Syndrome

Ätiologie

Im Rahmen von endogenen (z.B. Schizophrenie, Manie) oder exogenen (z.B. zerebralen Systemdegenerationen, Hyperthyreose, Drogenintoxikation, Delir) Psychosen.

Medikamentös: Levodopa, Dopaminagonisten, Anticholinergika (z.B. trizyklische Antidepressiva, Antiparkinsonmittel), Kortikosteroide, Antibiotika (z.B. Gyrasehemmer, Penicillin, Mefloquin, Chloroquin, Metronidazol), Psychostimulanzien (z.B. Methylphenidat, Amphetamine), Sympathomimetika, Antihypertensiva (z.B. Clonidin, Propranolol), Herzglykoside, Antiarrhythmika, Antihistaminika, Analgetika, nichtsteroidale Antirheumatika. Absetzen von Benzodiazepinen oder Sympathomimetika.

Therapie

- Primär symptomatische Therapie mit Antipsychotika (z. B. Haloperidol), ggf. in Kombination mit Benzodiazepinen (z. B. Lorazepam, Diazepam).
- In der Regel Transport in die Klinik, differenzialdiagnostische Abklärung.
- Anpassung der Medikation bzw. Therapie der Grunderkrankung.

Delir

Ätiologie

Pharmakogene Delirien sind im Verbund mit einem Zentral Anticholinergen Syndrom (ZAS) meist Folge anticholinerg wirksamer Pharmaka. Dabei handelt es sich typischerweise um Überdosierungen oder Intoxikationen mit trizyklischen Antidepressiva, Antipsychotika oder Antiparkinsonmittel.

Neben Desorientiertheit, Verwirrtheit, Wahrnehmungsstörungen, motorischer Unruhe und Agitation sowie zerebralen Krampfanfällen äußert sich das ZAS gelegentlich auch durch Somnolenz oder Koma (Block u. Prüter 2006). Zusätzlich treten periphere anticholinerge Symptome (Mydriasis, Harnverhalt, Obstipation bis hin zum Ileus, Hyperthermie sowie trockene Haut und Schleimhäute) auf.

Weitere Ursachen für ein Delir finden sich in Kap. 8 *Notfälle durch Alkohol und Drogen* und in Kap. 10 Bewusstseinsstörungen und Verwirrtheitszustände.

9

Therapie

- Sofortiges Absetzen einer anticholinergen Substanz.
- Symptomatische Therapie.
- Weitere stationäre Abklärung der Ursache, Therapie der Grunderkrankung.
- Überwachung unter intensivmedizinischen Bedingungen.
- Pharmakologisch initial Benzodiazepine (z. B. Diazepam 5–10 mg i. v.) und/oder Antipsychotika (z. B. Haloperidol 5–10 mg i. v.) je nach Ausprägung der Symptome.
- Schwerste anticholinerge Zustandsbilder können durch Gabe von Physostigmin (z. B. Anticholium, 2–4 mg i. m. oder langsam i. v. und ggf. als Dauerinfusion über Perfusor 2–4 mg/h) behandelt werden.

■ Krampfanfälle

Ein Notfall im strengen Sinne liegt vor allem beim **Status epilepticus** vor. Dieser ist definiert als kontinuierliche Anfallsaktivität über mindestens 30 Minuten oder wenn innerhalb von 30 Minuten 2 oder mehr Anfälle auftreten, ohne dass der Patient dazwischen das Bewusstsein wieder erlangt. Ein Krampfanfall bei vorbekannter Epilepsie ist dagegen kein Notfall.

Ätiologie

Angeboren (genuine Epilepsie) vs. erworben (symptomatische Epilepsie), z.B. durch Hirntumor, bei Eklampsie, posttraumatisch, postenzephalitisch; Provokation durch Intoxikationen oder Entzug von Alkohol oder Drogen, Hyperventilation, Reizüberflutung (z.B. durch ein Stroboskop), Schlafentzug, Insolation, Hypoxie, Hypoglykämie, Dehydratation, Fieber (v.a. bei Kindern).

9

Medikamentös: Anticholinergika, Antidepressiva, Antipsychotika, Antiparkinsonmittel, Antihistaminika, Psychostimulanzien (z.B. Methylphenidat), Antibiotika (z.B. Gyrasehemmer, Penicillin, Aminoglykoside und viele mehr), Zytostatika, Anästhetika, Opioide, Baclofen, Disulfiram, Theophyllin. Absetzen von Antiepileptika oder Benzodiazepinen.

Therapie

- Kopf schützen, keinen Zungenkeil verwenden.
- Keine medikamentöse Notfalltherapie bei einzelnen Anfällen und bekannter Epilepsie.
- Bei allen unklaren Krampfanfällen oder Status epilepticus Benzodiazepine zur Krampfunterbrechung, im Status epilepticus auch Barbiturate (z.B. Thiopental).
- Transport in die Klinik. Therapie nach Grunderkrankung.

■ Blutdruckregulationsstörungen

Ätiologie

Hypertonie: essentiell, renovaskulär, renoparenchymatös, Erkrankungen der Nebennieren (z.B. Phäochromozytom, Morbus Addison, Conn-Syndrom), Hyperthyreose, Hyperparathyreoidismus, Alkoholabhängigkeit, Intoxika-

tion mit Stimulanzien (z. B. Kokain, Amphetamine), Angst- und Panikstörungen.
Medikamentös: Kontrazeptiva, Appetitzügler, nichtsteroidale Antirheumatika (z. B. Diclofenac), Stimulanzien (z. B. Methylphenidat), Tranylcypromin.

Hypotonie: Polyneuropathien mit vegetativer Beteiligung, Rückenmarksläsionen, Hirnstammsyndromen, Tabes dorsalis, Morbus Parkinson, Adie-Syndrom.
Medikamentös: Antihypertensiva, Antiarrhythmika, Koronardilatatoren (z. B. Nitrolingual), Antipsychotika, Antidepressiva, Dopaminagonisten.

Therapie

- Symptomatisch.
- Bei ausgeprägten Regulationsstörungen Transport in die Klinik, diagnostische Abklärung.

Herzrhythmusstörungen

Ätiologie

Myokardiale Ursachen (z. B. Herzinfarkt, akutes Koronarsyndrom, Myokarditis und Kardiomyopathien, akzessorische Leitungsbahnen), hämodynamische Ursachen (z. B. Vitien, Herzklappendefekte, arterielle Hypertonie), Hyperthyreose, Elektrolytstörungen, Karotissinussyndrom, Hypoxie, Genussmittel im Übermaß (Alkohol, Kaffee, Drogen, andere Giftstoffe).
Medikamentös: Antiarrhythmika (z. B. Chinidin), Alpharezeptorenblocker, Betablocker, Kalziumantagonisten, Betasympathomimetika (z. B. Theophyllin), Herzglykoside, Lokalanästhetika, Antihistaminika, Antipsychotika, Antidepressiva, Psychostimulanzien, Levodopa, Dopaminagonisten.

Therapie

- Symptomatisch.
- Bei ausgeprägten Regulationsstörungen Transport in die Klinik, diagnostische Abklärung.
- Antiarrhythmische Behandlung (z. B. Antiarrhythmika, elektrische Kardioversion, Schrittmacherimplantation).

9

Synkopen und Stürze

Ätiologie

Zerebral (z. B. Ischämien, Epilepsien, Narkolepsie), kardiovaskulär (z. B. akutes Koronarsyndrom, Herzinfarkt, Lungenembolie, Rhythmusstörungen, Exsikkose), Vagotonie, Orthostase; pulmonal (z. B. Lungenembolie, Cor pulmonale, Pertussis), metabolisch (z. B. Elektrolytverschiebung, Hyper- und Hypoglykämien), psychovegetativ (z. B. Hyperventilation, Konversionsstörung), Intoxikationen durch Alkohol oder Sedativa.

Medikamentös: Antihypertensiva (z. B. Betablocker), Antiarrhythmika, Digitalispräparate, Diuretika, Benzodiazepine, Muskelrelaxanzien, α_1-Antagonisten (z. B. Antidepressiva, Antipsychotika), Antiparkinsonmittel, Lithium.

Therapie

9

- Transport in die Klinik.
- Weitere stationäre Abklärung der Ursache.
- Therapie der Grunderkrankung.

Extrapyramidalmotorische Störungen (EPS)

Ätiologie

EPS entstehen durch eine Störung vor allem der dopaminergen Transmission in den Basalganglien. Diese können auftreten bei Systemdegenerationen (z. B. Morbus Parkinson, verschiedenen Demenzen), Chorea Huntington, unterschiedlichen Dystonien. Auch bei unbehandelten Schizophrenien können EPS auftreten. Die häufigste Ursache ist aber die medikamentöse Nebenwirkung.

Medikamentös: Dopamin-D2-Rezeptorenblocker (z. B. Antipsychotika, Metoclopramid), Levodopa.

Symptomatik

EPS äußern sich als Dyskinesien, Dystonien, Parkinsonoid, Akathisie, Restless-Legs-Syndrom und Spätdyskinesien.

Therapie

- EPS sind keine vital bedrohlichen Notfälle. Die Symptomatik einer akuten Frühdystonie wirkt jedoch auf den Patienten äußerst bedrohlich und sollte rasch unterbrochen werden (z. B. durch Biperiden [Akineton] 5–10 mg i. v.).
- Bei medikamentös induzierten EPS Anpassung der Dosis, ggf. Zugabe von Biperiden oder Propranolol; ansonsten Therapie der Grunderkrankung.

Malignes Neuroleptisches Syndrom (MNS)

Ätiologie

Seltene, jedoch schwere Komplikation einer Behandlung mit Antipsychotika, meist innerhalb der ersten 4 Wochen einer Behandlung mit hochpotenten konventionellen Antipsychotika. Die Häufigkeit des MNS wird – je nach Studie – mit 0,02–2,4 % angegeben. Männer, vor allem jüngere, sind häufiger betroffen als Frauen (relatives Risiko 2:1) (Spiess-Kiefer 1986).

9

Symptomatik

Als Frühzeichen eines MNS gelten die rasche bis fulminante Entwicklung von extrapyramidalmotorischen Störungen, Fieber sowie manischen und katatonen Symptomen. Im Gegensatz zur Katatonie weisen Patienten mit einem MNS weder ein Haltungsverharren noch eine motorische Anosognosie auf, was bei der differenzialdiagnostischen Beurteilung hilfreich sein kann. Internistische Komplikationen des MNS können infolge der Immobilisation (Thrombose, Lungenembolie, Lungenversagen) oder als Rhabdomyolyse mit konsekutivem Nierenversagen auftreten. Der Verlauf ist oft rasch progredient.

Therapie

- Sofortiger Transport in die Klinik.
- Behandlung auf einer Intensivstation mit Stabilisierung und Überwachung der Vitalparameter, Ausgleich des Elektrolyt- und Säure-Basen-Haushaltes sowie Heparinisierung und additive Maßnahmen zur Thrombose- und Pneumonieprophylaxe.

- Eine spezifische Therapie kann mit Dantrolen, Benzodiazepinen und Dopaminagonisten erfolgen.
- Sollten diese Therapiemaßnahmen nicht zum Erfolg führen, wird eine baldige Elektrokrampftherapie empfohlen.

Die Letalität ist in den letzten beiden Jahrzehnten von über 25 % auf unter 12 % zurückgegangen (Persing 1994).

Serotonin-Syndrom

Ätiologie

Seltene Neben- bzw. Wechselwirkung von Pharmaka mit serotonerger Wirkkomponente (z. B. trizyklische Antidepressiva wie Clomipramin, selektive Serotonin-Wiederaufnahmehemmer [SSRI], selektive Serotonin- und Noradrenalin-Wiederaufnahmehemmer wie Duloxetin und Venlafaxin, Monoaminooxidase-[MAO-]Hemmer, Serotoninagonisten, Lithium, Amphetamine, Kokain).

Symptomatik

Das Serotonin-Syndrom ist potenziell lebensbedrohlich und tritt überwiegend innerhalb der ersten 24 Stunden nach Einnahme der entsprechenden Medikamente auf. Leitsymptomatik ist die Trias aus Fieber, neuromuskulären Symptomen (Hyperreflexie, Hyperrigidität, Tremor, Myokloni) und psychopathologischen Auffälligkeiten (Delir-ähnliche Symptome wie Desorientiertheit, Verwirrtheitszustände, gelegentlich Euphorie). Zusätzlich gastrointestinale Symptome. Vital bedrohlich durch Koma, Multiorganversagen, Krampfanfälle oder Herzrhythmusstörungen.

Therapie

- Transport in die Klinik.
- Überwachung unter intensivmedizinischen Bedingungen.
- Sofortiges Absetzen der Medikation.
- Symptomatische Therapie.
- Bei Fortdauer der Symptome Methysergid 2–6 mg initial p. o. bis 6 mg/d bzw. Cyproheptadin 4–8 mg initial p. o. bis 0,5 mg/kg/d.

Ileus

Ätiologie

Mechanisch, z.B. durch Darmtumor, Bridenileus, mechanisches Hindernis (z.B. Fremdkörper, Gallenstein), inkarzerierte Hernie, Invagination, Volvulus, Darmstenose (z.B. bei Morbus Crohn).

Paralytisch (z.B. durch Darmperforation mit Peritonitis, postoperativ, Mesenterialinfarkt, Entzündung eines Bauchorgans in der Nachbarschaft, Urämie, medikamentös).

Medikamentös: Katecholamine, Morphinderivate, Anticholinergika (z.B. trizyklische Antidepressiva oder Antipsychotika, Antiparkinsonmittel), Antiemetika.

Therapie

- Transport in die Klinik.
- Abführende Maßnahmen oder chirurgische Intervention, je nach Ursache und Schweregrad.

9

Harnverhalt

Ätiologie

Subvesikale Harnabflussstörung (am ehesten benigne Prostatahyperplasie, Prostatakarzinom, Harnröhrenenge, selten Stein, Blutkoagel in der Urethra), traumatisch (z.B. Harnröhrenabriss), neurologisch (z.B. Bandscheibenvorfall, spinales Trauma, multiple Sklerose).

Medikamentös: Anticholinergika (z.B. trizyklische Antidepressiva oder Antipsychotika, Antiparkinsonmittel), Alpharezeptoragonisten, Antihistaminika, Benzodiazepine, Spinalanästhesie.

Therapie

- Transport in die Klinik.
- Sofortige medizinische Notfall-Versorgung: initial Katheterisierung der Harnblase (transurethral oder suprapubisch).
- Cave postrenales Nierenversagen bei Harnrückstau bzw. drohende chronische Nierenschädigung ohne Entlastung.

- Im zweiten Schritt ursachengerechte Behandlung (medikamentös oder interventionell-chirurgisch).

Priapismus

Ätiologie

Am häufigsten idiopathisch (etwa 60%), Alkohol- und Drogenmissbrauch, Gerinnungsstörungen, Thrombosen, Stoffwechselerkrankungen wie Diabetes mellitus, Amyloidose, Gicht, nephrotisches Syndrom, bösartige Tumoren (v. a. Leukämien), Bluterkrankungen (z. B. Sichelzellenanämie, Thalassämie, Polyzythämie, Plasmozytom), neurologisch (z. B. multiple Sklerose, Tabes dorsalis), Psychosen.

Medikamentös: α_1-Antagonisten (z. B. Antidepressiva, Antipsychotika), Medikamente zur Behandlung der erektilen Dysfunktion mittels Injektion in den Schwellkörper (v. a. Prostaglandine), Phosphodiesterase-(PDE-)5-Hemmer (Sildenafil, Tadalafil, Vardenafil).

Therapie

- Transport in die Klinik.
- Fachgerechte Therapie innerhalb von höchstens 12 Stunden, sonst Gefahr der kompletten erektilen Dysfunktion.
- Stufenplan: Schwellkörperpunktion und Blut-Aspiration bzw. eventuell intrakorporale Spülung, Injektion von alpha-adrenergen Substanzen (Etilefrin) in die Schwellkörper unter fortlaufender Blutdruckkontrolle, operative Entlastung, bei High-flow-Priapismus auch lokale Gefäßembolisation möglich.

Glaukomanfall

Ätiologie

Engwinkelglaukom (z. B. bei Weitsichtigkeit, grauer Star).
Medikamentös: Anticholinergika (z. B. trizyklische Antidepressiva oder Antipsychotika, Antiparkinsonmittel), Antiemetika.

Therapie

- Transport in die Klinik.
- Augentropfen oder systemisch: Beta-Blocker (Timolol), Cholinergika (Carbachol, Pilocarpin), Alpha-Sympathomimetika (Brimonidin, Clonidin), Carboanhydrasehemmer lokal in Augentropfen (Brinzolamid, Dorzolamid) und systemisch als Tabletten (z. B. Acetazolamid; cave: Hypokalämie!), Prostaglandinanaloga lokal in Augentropfen (Latanoprost, Travoprost, Bimatoprost), systemisch Glycerin p. o., Mannitol per infusionem.
- Im Verlauf periphere Iridektomie mit dem Nd:YAG-Laser oder chirurgisch.
- Kataraktextraktion bei intumeszenter Linse im anfallsfreien Intervall.
- Bei Sekundärglaukomen Therapie der Grunderkrankung. Weiterführende konservative und operative Maßnahmen.

Literatur

Adler G. Psychopharmakotherapie im höheren Lebensalter. Internist. 2003;8:936–42.

Bauer J. Besonderheiten der Psychopharmakotherapie bei älteren Menschen. Fortschr Med. 1996;25:297–302.

Benkert O, Hippius H. Kompendium der psychiatrischen Pharmakotherapie. Berlin – Heidelberg – New York: Springer; 2005.

Block F, Prüter C. Medikamentös induzierte neurologische und psychiatrische Störungen. Berlin – Heidelberg – New York: Springer; 2006.

Bullinger M. Psychotropic effects of non-psychotropic drugs. Adv Drug React Acute Poisoning Rev. 1987;6:141–67.

Damitz BM. Arzneimittelverbrauch älterer Menschen in Bremer Alten- und Pflegeheimen unter besonderer Berücksichtigung von Psychopharmaka. Gesundheitswesen. 1997;2:83–6.

Grohmann R, Bullinger-Naber M, Naber D. Psychische Effekte bei Nicht-Psychopharmaka. Münch Med Wschr. 1987;36:603–5.

Persing JS. Neuroleptic malignant syndrome: an overview. South Dakota J Med. 1994;2:51–5.

Spiess-Kiefer C, Hippius H. Malignes neuroleptisches Syndrom und maligne Hyperthermie – ein Vergleich. Fortr. Neurol. Psychiat. 1986; 54:158–70.

Weyerer S, El-Barrawy R, König S, Zimber A. Epidemiologie des Gebrauchs von Psychopharmaka in Altenheimen. Gesundheitswesen. 1996;4:201–6.

9

10 Bewusstseinsstörungen und Verwirrtheitszustände

Bewusstseinsstörungen sind in der Regel das **Leitsymptom einer akuten organischen Störung**. Bei chronischen hirnorganischen Psychosyndromen steht die Wesens- oder Persönlichkeitsänderung als Leitsymptom im Vordergrund. Von Bewusstseinsstörungen sind überwiegend ältere Menschen betroffen. Bewusstseinsstörungen werden in quantitative und qualitative Bewusstseinsstörungen differenziert in (Tab. 10.**1**). Bei Vorliegen einer Bewusstseinsstörung ist eine **sofortige neurologisch-internistische Diagnostik** erforderlich. Differenzialdiagnostisch muss eine Intoxikation oder eine Übersedierung bedacht werden (Hewer u. Rössler 1998).

10.1 Quantitative Bewusststeinsstörungen

Quantitative Bewusstseinsstörungen sind durch Vigilanzminderungen (Somnolenz, Sopor, Koma) gekennzeichnet.

■ Somnolenz

Somnolenz ist die quantitative Bewusstseinsstörung mit der geringsten Ausprägung. Typisch sind Benommenheit, allgemeine Verlangsamung und Schläf-

Tabelle 10.**1**   Differenzierung von Bewusstseinsstörungen

Quantitative Bewusstseinstörungen	Qualitative Bewusstseinstörungen
• Koma • Sopor • Somnolenz	• Delir • Einfacher Verwirrtheitszustand • Dämmerzustand

rigkeit. Die Patienten sind auf einfache Stimulation voll erweckbar, reagieren motorisch gezielt, die Reflexe sind vollständig erhalten. Bei fehlender Ansprache versinkt der Patient aber rasch wieder in Schläfrigkeit.

Sopor

Beim Sopor reagieren die Patienten nur auf intensive Stimulation (z.B. Schmerzreiz, Schütteln) verbal oder motorisch; die motorische Reaktion kann gerichtet oder ungerichtet sein. Eine vollständige Wachheit kann nicht mehr erreicht werden.

Koma

Im Koma liegt Bewusstlosigkeit vor. Der Muskeltonus ist deutlich vermindert, die Muskeleigenreflexe sind weitgehend aufgehoben.

10.2 Qualitative Bewusstseinsstörungen

Zu den qualitativen Bewusstseinsstörungen zählen der Dämmerzustand, der Verwirrtheitszustand und das Delir. Diese können z.T. nicht immer klar voneinander abgegrenzt werden und müssen als unterschiedliche Ausprägungsgrade organischer Psychosen betrachtet werden. Während der Verwirrtheitszustand mit einer primär psychischen Symptomatik imponiert, treten beim Delir noch die typischen somatischen Symptome hinzu.

Dämmerzustand

Im Rahmen eines Dämmerzustands ist das Bewusstsein eingeengt. Er kann Sekunden bis Wochen andauern. Für die Dauer des Dämmerzustands besteht anschließend eine partielle oder vollständige **Amnesie**. Bei erster Betrachtung wirken die Patienten zunächst unauffällig und handlungsfähig. Tatsächlich können die Betroffenen aber nicht mehr adäquat reagieren, sind z.T. desorientiert. Die Kommunikationsfähigkeit ist deutlich eingeschränkt, Denken, Sprache und Handeln sind eingeengt. Im Dämmerzustand kann es zu traumartigem Erleben, Illusionen und Halluzinationen kommen. Die Patienten wirken eigenartig „entrückt". Wegen der eingeschränkten Wahrnehmung können alltägliche, von anderen kaum mehr wahrgenom-

mene Geschehnisse als bedrohlich erlebt werden. Aus versonnener Gemüts-
lage kann es daher explosionsartig zu Gespanntheit und Aggressivität kommen.

■ Verwirrtheitszustand

Der Verwirrtheitszustand ist charakterisiert durch assoziativ gelockertes, z.T.
verworren wirkendes Denken und Sprechen. Die Patienten sind häufig unscharf orientiert, es bestehen Konzentrations- und Merkfähigkeitsstörungen.
Die Kritik- und Urteilsfähigkeit ist vermindert. Häufig liegt eine **psychomotorische Unruhe** vor mit „Bettflüchtigkeit" oder „Wandertrieb". Die Patienten
vernachlässigen ihre persönlichen Belange. Im Kontakt mit anderen fluktuiert
die Zuwendung stark, die Affektlage ist labil, manchmal besteht auch Affekt-
inkontinenz.

■ Delir

Beim Delir liegen die Symptome eines Verwirrtheitszustands in ausgepräg-
terer Form vor, zusätzlich bestehen weitere psychische und vor allem somatische Symptome. Die Symptomatik kann stark fluktuieren. Störungen
der Orientierung sind ausgeprägt, die Orientiertheit zur Person bleibt typischerweise erhalten. Ein **reduziertes oder aufgehobenes Schmerzempfin-
den** (z.B. Ziehen eines geblockten Dauerkatheters, Gehen bei offener Unter-
schenkelfraktur) ist diagnostisch wegweisend, liegt aber nicht immer vor.
Psychisch bestehen oft **optische Halluzinationen**, die Suggestibilität ist erhöht. Die Patienten sind häufig innerlich und psychomotorisch unruhig und
führen charakteristische **Nestelbewegungen** durch. Ein Delir kann in einer
agitiert-erregten und in einer hypokinetisch-somnolenten Form auftreten.
Diese letztere Form ist deutlich gefährlicher, da sie oft übersehen und unterschätzt wird (Pajonk 2001). Die typischen Symptome eines Delirs finden sich
in Tab. 10.**2**.

Ein Delir ist ein **lebensbedrohliches Krankheitsbild**, daher ist eine rasche
Diagnostik und Therapie dringend notwendig, die vor allem auf die Stabilisierung der Vitalfunktionen und die Wiederherstellung der Homöostase zielt.
Als Folge möglicherweise auftretender Elektrolytverschiebungen, Ateminsuffizienz, kardiozirkulatorischem Versagen und Multiorgandysfunktion liegt die
Letalität unbehandelt bei ca. 30%. Auch ein behandeltes Delir weist eine Letalität von ca. 5%, bei älteren Menschen sogar von ca. 35% auf (Jitapunkul et al.
1992, Sandberg et al. 1998).

Tabelle 10.**2**   Typische Symptome des Delirs

Psychische Symptome	Körperliche Symptome

• Bewusstseinstrübung
• Desorientiertheit
  (v. a. zeitlich und örtlich)
• Erhebliche Aufmerksamkeits-
  störungen
• Starke Gedächtnisstörungen
  (v. a. Kurzzeitgedächtnis)
• Hohe Suggestibilität
• Starke innere Unruhe
• Halluzinationen (meist optisch)
• Störungen des Schlaf-Wach-Rhythmus
	• Tachykardie
	• Rhythmusstörungen
	• Hypo-/Hypertonie
	• Ateminsuffizienz
	• Hyperhidrosis
	• Erhöhte Temperatur
	• Tremor
	• Hyp-, Analgesie
	• Erhöhtes Reflexniveau
	• Epileptische Anfälle
	• Schwache Pupillenreaktion

10.3   Ursachen von Bewusstseinsstörungen

Prinzipiell können die Ursachen oder Auslöser für qualitative und quantitative Bewusstseinsstörungen die gleichen sein. Sie bestehen in einer Vielzahl von allgemein somatischen (extrazerebralen) und zerebralen Erkrankungen sowie Intoxikationen und Entzugserscheinungen. Beispiele sind in Tabelle 10.**3** angegeben.

Flüchtige Bewusstseinsstörungen (**Synkopen**) treten häufig z. B. im Rahmen einer orthostatischen Hypotension oder einer Hyperventilation auf oder sind psychogen bedingt. Neben zahlreichen weiteren eher harmlosen Ursachen können Synkopen aber auch Erstsymptom einer gravierenden Erkrankung, z. B. eines stenosierenden Gefäßprozesses, sein und müssen daher weiter diagnostisch abgeklärt werden.

10

Tabelle 10.**3**   Ursachen von Bewusstseinsstörungen

- Zerebrale Störungen (z. B. zerebrale Hypoxien, Blutungen, Hirnödem, Tumoren, Entzündungen, Epilepsien, Schädel-Hirn-Trauma, degenerative Hirnerkrankungen)
- Kardiovaskuläre Ursachen (z. B. zerebrale und extrazerebrale Gefäßveränderungen, Hypertonie, Thrombosen, Embolien, Angiopathien)
- Herz-Kreislauf Störungen (z. B. Herzinsuffizienz, Herzrhythmusstörungen)
- Störungen der Blutzusammensetzung (z. B. Exsikkose, Anämie, Polyzythämie, Polyglobulie)
- Andere internistische Erkrankungen (z. B. Leber- und Niereninsuffizienz, Stoffwechselerkrankungen, hormonelle Störungen, systemisch wirksame Entzündungen)
- Alkohol und Drogen (Intoxikation, Entzug, Delir, pathologischer Rausch)
- Psychogene Bewusstseinsstörungen (z. B. dissoziative Störungen)
- Simulation

Gerade beim älteren Menschen kann die Exposition von Medikamenten oder anderen exogenen Substanzen bereits in niedrigen und von einem gesunden Organismus üblicherweise problemlos vertragenen Mengen Verwirrtheitszustände oder Delirien auslösen. Als **Vulnerabilitätsfaktoren** werden Risikokonstellationen des Patienten bezeichnet, die die Entstehung eines Delirs begünstigen. Hierzu zählen u. a. Multimorbidität, banale Infekte mit und ohne Fieber, Malnutrition oder Exsikkose. Als sog. **Präzipitationsfaktoren**, d. h. erworbene Risiken im Rahmen einer medizinischen Versorgung, gelten Polypharmakotherapie, Katheterisierung, diagnostische Eingriffe und Operationen, Fixierungen und ein Wechsel des betreuenden Personals (Weinrebe et al. 2001). Eine Übersicht über typische Ursachen eines Delirs beim älteren Menschen gibt Tab. 10.**4**. Darüber hinaus gibt es noch viele weitere mögliche Ursachen für ein Delir. Bei gegebener Disposition kann ein Delir durch zahlreiche körperliche und psychiatrische Erkrankungen und eine Vielzahl von Medikamenten – z. B. auch gängige Antihypertensiva oder Antibiotika – ausgelöst werden (s. Kap. 9 *Notfälle durch Pharmaka*).

Speziell bei älteren Menschen bestehen in der Regel eine Einschränkung der Funktionsreserven aller Organsysteme sowie ein reduzierter intrazellulärer, interzellulärer und intravasaler Flüssigkeitsgehalt, so dass bereits kleinere Störungen, die die Homöostase beeinträchtigen, zu zerebralen Funktions-

10

Tabelle 10.**4**   Beispiele für typische Ursachen eines Delirs beim älteren Menschen

Vulnerabilitätsfaktoren	Präzipitationsfaktoren
• Multimorbidität • (Banale) Infekte • Exsikkose • Dehydratation, Malnutrition • Immobilität • Sensorische Defizite	• (Poly-)Pharmakotherapie • Operative Eingriffe • Fixierungen • Rasche Umgebungswechsel

Körperliche Erkrankungen
• Kardiale Erkrankungen mit begleitender zerebraler Minderperfusion (z. B. Infarkt, Herzinsuffizienz, Herzrhythmusstörungen) • Zerebrale Störungen (z. B. hypertensive Enzephalopathie, Blutungen, Ischämien, Infektionen, Traumata) • Leber- oder Niereninsuffizienz • Endokrine und Stoffwechselstörungen • Vitaminmangelzustände • Entgleisungen des Wasser- und Elektrolythaushalts • Intoxikationen • Entzugssyndrome bei Abhängigkeit von Alkohol oder Beruhigungsmittel

störungen führen können. Die vielfältigen somatischen und neuropsychiatrischen Symptome können sich zudem gegenseitig verstärken und führen zu dem für ältere Menschen typischen „atypischen" Krankheitsbild (Füsgen 2001).

> Ein älterer Patient, der von einem Notarzt stark verlangsamt und verwirrt vorgefunden wird, kann letztlich an einem Multiorganversagen als Folge von Dehydratation, Harnwegsinfekt und anerger Immunitätslage leiden, ohne dass es eine Möglichkeit gibt, dies vor Ort diagnostizieren zu können. Angesichts der zunehmenden Alterung unserer Gesellschaft werden polykausal bedingte organische Störungen weiter zunehmen.

10.4 Diagnostik

Bei bewusstseinsgestörten Patienten ist eine Anamnese oft nur schwer zu erheben, daher kommt der **Fremdanamnese** hohe Bedeutung zu. Von besonderem Interesse sind der Beginn und der Verlauf der Symptomatik, bestehende körperliche und psychische Erkrankungen und eventuell eingenommene Medikamente oder Suchtmittel. Darüber hinaus müssen die Vitalfunktionen rasch überprüft und eine orientierende neurologische Untersuchung vorgenommen werden (Tab. 10.**5**). Der Patient ist aufmerksam zu beobachten, da Bewusstseinsstörungen häufig fluktuieren (König et al. 1999).

> Vorsicht geboten ist mit scheinbar einfachen und plausiblen Erklärungen für eine Bewusstseinsstörung (z. B. vorbestehende demenzielle Erkrankung). Auch bei diesen Patienten kann eine akute Verschlechterung der Bewusstseinslage Ausdruck z. B. eines chronischen Subduralhämatoms sein.

Tabelle 10.**5**   Basisdiagnostik bei unklaren Bewusstseinsstörungen

- Anamnese, Fremdanamnese (inkl. Sucht- und Medikamentenanamnese)
- Äußere Erscheinung (inkl. Hauttemperatur, -farbe und -turgor, Verletzungen, Einstichstellen)
- Untersuchung von Art und Schwere der Bewusstseinsstörung
- Untersuchung der Atmung und Atemwege (inkl. Pulsoxymetrie)
- Untersuchung der Kreislauffunktion (inkl. EKG)
- Neurologische Untersuchung (inkl. Pupillen- und Schmerzreaktion, Motorik, Reflexstatus)
- Untersuchung auf Stoffwechselstörungen (z. B. Blutzuckerschnellbestimmung, Foetor ex ore bei Urämie, Leberversagen, Hyperglykämie)
- Schnelltest auf Drogen

10.5 Therapie

Auch mit alten, verwirrten Menschen muss grundsätzlich ein **Gespräch** geführt werden. In der Gesprächsführung mit diesen Patienten ist Ruhe, Besonnenheit und Geduld gefordert. Fragen sollten langsam, ggf. auch wiederholt gestellt werden. Auch bewusstseinsgestörte Patienten können partiell ihre Umgebung erkennen. Häufig leiden sie aufgrund von Desorientiertheit unter großen Ängsten. Ein stuporöser Patient ist trotz fehlender Reagibilität voll aufnahmefähig. Gerade bei älteren Menschen kann eine psychische Symptomatik drastisch exazerbieren, wenn sie in eine ungewohnte, nicht vertraute Situation oder Umgebung geraten. Sie beruhigen sich, wenn ihnen durch sachliche, wenn notwendig wiederholte Informationen Möglichkeiten zur Orientierung gegeben werden. **Deshalb sollten unbedingt alle geplanten diagnostischen und therapeutischen Maßnahmen (z. B. auch Verbringen in den RTW) angekündigt werden.**

Die Patienten sind kontinuierlich hinsichtlich ihrer Vitalparameter und ihrer Bewusstseinslage zu überwachen. Ein besonderes Augenmerk ist auf mögliche Eigen- und Fremdgefährdung zu legen, die bei fluktuierender Symptomatik in luziden Momenten plötzlich und unvermittelt auftreten kann.

10

> Bei jeder unklaren Bewusstseinsstörung ist ein Transport in eine Klinik zur weiterführenden Diagnostik zu empfehlen.
> Da bei Patienten mit Bewusstseinsstörungen die **Schutzreflexe reduziert oder aufgehoben** sind, ist während des gesamten Einsatzes auf eine sachgerechte Lagerung sowie die Kontrolle und das Freihalten der Atemwege zu achten.
> Bei älteren Menschen sollte der Rachenraum inspiziert und Speisereste oder Prothesen entfernt werden (Berzewski 1996).

Grundsätzlich sollten alle allgemeinmedizinischen Maßnahmen zur Stabilisierung von Vitalfunktionen, zur Wiedererlangung der Homöostase und zur Prophylaxe von Folgeschäden unverzüglich durchgeführt werden (z. B. Korrektur pathologischer Vitalparameter, Sicherstellung von Flüssigkeitszufuhr). Nicht selten lassen sich durch einfache, symptomatische Interventionen (z. B. Rehydratation, Verabreichung von Glukose bei Hypoglykämie) rasch Remissionen akuter psychiatrischer Störungen herbeiführen.

Wenn möglich, sollte die zugrunde liegende organische Grunderkrankung frühzeitig kausal behandelt werden. Bei einer Überdosierung mit Benzodiazepinen kann initial Flumazenil (zunächst 0,2 mg i. v., bei ausbleibender Wirksamkeit in Abständen von 1 Minute weitere 0,1 mg, maximal 1 mg) gegeben werden. Bei internistischer Grunderkrankung, die bereits präklinisch klar diagnostiziert werden kann, sollte die kausale Therapie so früh wie möglich beginnen.

Psychotrope Medikamente sollten bei unklarer Bewusstseinsstörung nur äußerst zurückhaltend eingesetzt werden. Bei **psychomotorischer Unruhe** ist am ehesten Haloperidol geeignet, da es keine eigentlich sedierende, sondern dämpfende Wirksamkeit aufweist. Auch zur Therapie eines **Delirs** ist Haloperidol, bei schwerer Ausprägung auch in Kombination mit einem Benzodiazepin geeignet. Benzodiazepine mit kurzer Halbwertszeit und fehlenden aktiven Metaboliten sind zu bevorzugen (z. B. Lorazepam, Midazolam). Eine Leber- und/oder Niereninsuffizienz kann die Wirksamkeit erheblich verlängern. Als psychische Nebenwirkungen sind vor allem paradoxe Reaktionen zu beachten. Wegen ihrer potenziell delirogenen Eigenschaften sollten sedierende Substanzen wie Levomepromazin (z. B. Neurocil) oder Promethazin (z. B. Atosil) nicht verabreicht werden (Pajonk et al. 2006). Beim **Stupor** sind Benzodiazepine wie Lorazepam das Mittel der Wahl in der Notfalltherapie. Andere Verfahren zur Behandlung eines Stupors müssen in Abhängigkeit von der bestehenden Grunderkrankung erwogen werden. Der Einsatz von Clomethiazol ist ausschließlich der stationären Behandlung durch erfahrenes Fachpersonal vorbehalten.

10

Literatur

Berzewski H. Der psychiatrische Notfall. Berlin – Heidelberg – New York: Springer; 1996.

Füsgen I. Notfälle in der Geriatrie. Notfallmedizin. 2001;27:285.

Hewer W, Rössler W. Das Notfallpsychiatriebuch. München – Wien – Baltimore: Urban & Schwarzenberg; 1998.

Jitapunkul S, Pillay I, Ebrahim S. Delirium in newly admitted elderly patients: a prospective study. QJM. 1992;83:307–14.

König F, Petersdorff T, von Hippel C, Kaschka WP. Zur Erstversorgung psychiatrischer Notfallpatienten. Anaesthesist. 1999;48:542–8.

Pajonk FG. Die Psyche des alten Menschen – Implikationen für die Notfallmedizin. Anästhesiol Intensivmed. 2001;42:748–55.

Pajonk FG, Stoewer S, Kinn M, Fleiter B. Psychopharmakotherapie in der Notfallmedizin. Notfall Rettungsmed. 2006;9:393–402.

Sandberg O, Gustafson Y, Brännström B, Bucht G. Prevalence of dementia, delirium, and psychiatric symptoms in various care settings for the elderly. Scand J Soc Med. 1998;26:56–62.

Weinrebe W, Gräf-Gruß R, Welz-Barth A, Füsgen I. Dehydratation und Delir. Notfallmedizin. 2001;27:314–8.

11 Angststörungen

Bei vielen Rettungsdiensteinsätzen trifft der Notarzt auf Patienten, die ängstlich sind. Angst ist ein natürliches Phänomen, sie tritt situationsabhängig auf und ist bis zu einer gewissen Grenze gesund. Angst wird pathologisch, wenn sie ohne erkennbare Ursache oder über eine bedrohliche Situation hinaus anhaltend auftritt. Frauen sind häufiger von den Angststörungen betroffen.

Ursachen sind genetische Faktoren, neurobiologische Faktoren wie Abnormitäten der noradrenergen und serotonergen Neurotransmission, Abnormitäten der Gamma-Aminobuttersäure-(GABA-)Neurotransmission, Anomalien im Locus coeruleus, Kohlendioxid- und Laktathypersensitivitäten sowie psychologische Prozesse (z.B. lerntheoretische Modelle, Konditionierungsprozesse).

Die Angststörungen lassen sich in folgende Störungen unterteilen (Ebert 2003):

- phobische Störungen,
- Panikstörung,
- generalisierte Angststörung,
- Angst und depressive Störung gemischt.

11.1 Phobische Störungen

Eine Phobie ist eine **irrationale Furcht vor bestimmten Objekten, Situationen oder Aktivitäten**. Zu Patienten mit dieser Störung wird der Notarzt sehr selten gerufen. Meistens unterziehen sich Patienten mit einer Phobie einer Psychotherapie. Unter den Phobien sind z.B. die Agoraphobie mit und ohne Panikstörung, soziale Phobien oder spezifische Phobien (z.B. Spritzenphobie) zu nennen.

▨ Agoraphobie mit und ohne Panikstörung

Die Patienten haben Furcht vor öffentlichen Plätzen, Menschenmengen z. B. in einer Fußgängerzone oder im Restaurant, in Geschäften oder in öffentlichen Verkehrmitteln. Die Agoraphobie kann mit und ohne Panikattacke einhergehen. Die größte Furcht der Patienten ist, von ihrer Quelle der Sicherheit getrennt zu sein (z. B. von Haus und Familie, Hausarzt oder Klinik).

> **Diagnostisch** ist die Agoraphobie definiert durch eine anhaltende Furcht vor oder Vermeidung von mindestens 2 der folgenden Situationen:
> * öffentliche Plätze,
> * Menschenmengen,
> * Reisen alleine,
> * Reisen mit weiter Entfernung von zu Hause.

In diesen Situationen treten dann mindestens 2 Angstsymptome aus dem Symptomkreis der Panikattacke auf (s. Kap. 11.2 *Panikstörung*). Es besteht die Einsicht, dass die Furcht übertrieben und unvernünftig ist, und trotzdem fühlt sich der Patient emotional belastet.

Das Auftreten der Symptome beschränkt sich auf die gefürchteten Situationen, kann aber auch durch die gedankliche Auseinandersetzung mit den Situationen herbeigeführt werden.

11

▨ Soziale Phobien

Bei den sozialen Phobien berichten die Patienten über eine Furcht vor prüfender Betrachtung durch andere Menschen auch in verhältnismäßig kleinen Gruppen. Dadurch kommt es zur **Vermeidung von sozialen Situationen** wie z. B. das Vermeiden von Essen oder Sprechen in der Öffentlichkeit, das Meiden von Verabredungen sowie Besuch von öffentlichen Veranstaltungen.

▨ Spezifische Phobien

Bei den spezifischen Phobien berichten die Patienten dem Arzt über ein phobisches Verhalten nur in einer spezifischen Situation oder gegen ein bestimmtes Objekt:

- Tierphobien (z.B. Phobie vor Spinnen),
- situative Phobien (z.B. Höhen = Akrophobie; geschlossene Räume = Klaustrophobie; Prüfungen),
- Phobien vor Naturereignissen (z.B. Gewitter),
- Verletzungsphobien (z.B. Blut, Zahnarzt, Spritzen).

11.2 Panikstörung

Die Panikstörung ist sicherlich die häufigste Form der Angststörung, auf die der Notarzt trifft. Die Patienten glauben oft, an einer schweren Herzerkrankung zu leiden. Sie verspüren **Herzrasen** und **Luftnot** und leiden an **Tachykardien**. Die Symptome entwickeln sich plötzlich, zeigen innerhalb der ersten 10–20 Minuten oft eine Intensitätssteigerung und klingen nach 10–30 Minuten, teilweise aber erst auch nach Stunden wieder ab. Häufig ist diese Erkrankung von einer „Angst vor der Angst" und der Überzeugung von der Gefährlichkeit der Symptomatik oder Situation gekennzeichnet. In 80 % treten erste Panikattacken vor dem 30. Lebensjahr auf (Ebert 2001).

11 ▪ Diagnose

Diagnostiziert werden kann die Panikstörung, wenn es zu wiederholten Panikattacken kommt, die nicht auf eine spezifische Situation oder auf ein spezifisches Objekt bezogen sind (Hippius et al. 1999). Sie treten oft spontan auf, sind nicht verbunden mit besonderer Anstrengung oder einer gefährlichen und lebensbedrohlichen Situationen. Der Beginn ist abrupt, das Maximum wird innerhalb von wenigen Minuten erreicht und die Dauer beträgt mehrere Minuten. Dabei kommt es zu intensiver Angst oder Unbehagen mit **mindestens 4 der angegeben Symptome**:
- Palpitationen, Herzklopfen, Tachykardie,
- Schweißausbrüche,
- Tremor,
- Mundtrockenheit,
- Atembeschwerden,
- Beklemmungsgefühl,
- Thoraxschmerzen,
- Nausea oder abdominelle Missempfindungen,
- Schwindel oder Schwäche,
- Derealisation/Depersonalisation,

- Angst vor Kontrollverlust,
- Angst zu sterben,
- Hitze/Kälteschauer,
- Gefühllosigkeit oder Kribbelgefühl.

Differenzialdiagnosen

Differenzialdiagnostisch muss der Notarzt bei der Untersuchung der Patienten an folgende psychische und somatische Erkrankungen denken (Boerner 2004):
- organische Angststörungen wie Herzkrankheiten und Rhythmusstörungen, Lungenkrankheiten mit Tachypnoe, Schilddrüsenüberfunktionen, Hypoglykämien, Phäochromozytome, Karzinoide,
- Entzug und Intoxikation von psychotropen Substanzen, Alkohol oder Drogen,
- Psychosen, z. B. Schizophrenien, schizoaffektive Psychosen,
- affektive Störungen, z. B. Depressionen,
- Zwangsstörungen,
- somatoforme Störungen, Hypochondrie,
- Persönlichkeitsstörungen,
- posttraumatische Belastungsstörungen, Anpassungsstörungen.

11

Therapie

Da die Patienten im Rahmen einer Panikstörung sehr ängstlich wirken, sollte der Notarzt **den Patienten vor äußeren Einflüssen abschirmen**. Dabei sollte er beruhigend in der Gesprächsführung wirken. Er soll auf die vom Patienten angegeben körperlichen Beschwerden eingehen, indem er die Vitalparameter überprüft. Dabei sind neben Blutdruck, Puls, Blutzucker auch die Herzfunktion zu überprüfen, indem ein EKG abgeleitet wird. Sind die erhobenen Werte unauffällig und sollte sich der Patient aber dadurch nicht beruhigen lassen, können zur Beruhigung 5–10 mg Diazepam peroral oder intravenös verabreicht werden (→ Fallbeispiel 1). Ist der Patient anschließend immer noch beunruhigt, so sollte er in einer psychiatrischen Fachklinik vorgestellt werden, wenn eine somatische Diagnose sicher ausgeschlossen ist (z. B. bei Patienten, die schon öfter eine Panikattacke hatten und eine ausführliche internistische und neurologische Diagnostik kürzlich bereits durchgeführt worden ist).

Fallbeispiel 1: Panikstörung

Einsatzgrund: An einem warmen Sommertag wurden das örtliche Notarzteinsatzfahrzeug (NEF) und der Rettungswagen (RTW) der Berufsfeuerwehr zu einem
Einfamilienhaus alarmiert. Nach Eintreffen beider Fahrzeugbesatzungen wurde
von der Ehefrau berichtet, dass ihr Ehemann plötzlich auftretende Herzbeschwer-
den mit Atemnot und Schwindel verspürt habe. Er könne nicht richtig durchatmen,
schwitze stark und habe Angst zu sterben. Beim Anlegen des EKGs fiel der RTW-
Besatzung auf, dass die Elektroden aufgrund der ausgeprägten Hyperhidrosis
schwer auf den Thorax aufzukleben waren und das EKG wegen eines generalisierten Tremors zunächst verwackelt war. Die Vitalparameter Blutdruck, Puls,
Blutzucker und periphere Sauerstoffsättigung waren unauffällig. Ferner berichtete
die Ehefrau, dass sie wegen der gleichen Symptomatik kürzlich schon einmal den
Notarzt rufen musste. Damals sei eine Einweisung in eine kardiologische Klinik erfolgt. Die dort durchgeführten Untersuchungen seien ohne pathologischen Befund
gewesen und es sei eine psychotherapeutische Behandlung empfohlen worden.
Diagnose: Panikstörung.
Therapie und Verlauf: Nachdem der Notarzt dem Patienten 5 mg Diazepam
intravenös verabreicht hatte, wurde der Patient ruhiger. Er berichtete über einen
Rückgang seiner Beschwerden. Den Transport in eine Klinik lehnte der Patient
ab. Der Notarzt verabschiedete sich von dem Patienten mit dem Hinweis, dass es
ratsam sei, aufgrund der rezidivierenden Angstsymptomatik demnächst einen
Psychiater oder Psychotherapeuten aufzusuchen.

11.3   Generalisierte Angststörung

Die generalisierte Angststörung stellt mit einer geschätzten Lebenszeitprävalenz
von bis zu 5 % eine wichtige psychiatrische Störung dar (Boerner 2005). Der Verlauf ist eher chronisch, eine hohe Komorbidität mit anderen Angsterkrankungen
bzw. Depressionen ist charakteristisch. In bis zu 60 % weisen diese Patienten
depressive Störungen auf (Carter et al. 2001, Wittchen et al. 2002, Stein u.
Heimberg 2004). Es besteht eine zum Teil erhebliche psychosoziale Beeinträchtigung der Patienten mit einer hohen Inanspruchnahme des Notarztes.

Diagnose

Die Diagnose einer generalisierten Angststörung wird gestellt, wenn eine **„frei
flottierende" Angst** vorhanden ist. Bei der frei flottierenden Angst handelt es
sich um eine generalisierte und anhaltende Angst, die nicht auf bestimmte

Situationen in der Umgebung beschränkt ist. Häufig werden gegenüber dem herbeigerufenen Notarzt Befürchtungen geäußert, dass der Patient selbst oder ein Angehöriger demnächst erkranken oder verunglücken könnte. Diese Störung tritt häufiger bei Frauen auf, oft in Zusammenhang mit langdauernder Belastung durch äußere Umstände. Der Verlauf ist unterschiedlich, tendiert aber zu Schwankungen und Chronifizierung.

Die Patienten weisen in der Regel folgende **Einzelsymptome** auf (Boerner 2005):

- Befürchtungen (Sorge über zukünftiges Unglück, Nervosität, Konzentrationsschwierigkeiten),
- motorische Spannung (körperliche Unruhe, Spannungskopfschmerz, Zittern, Unfähigkeit, sich zu entspannen),
- vegetative Übererregbarkeit (Benommenheit, Schwitzen, Tachykardie, Tachypnoe, Oberbauchbeschwerden, Schwindelgefühle, Mundtrockenheit).

Therapie

Zur Therapie der generalisierten Angststörung stehen psychotherapeutische und psychopharmakologische Verfahren zur Verfügung. Gut evaluierte Psychotherapieverfahren sind die kognitive Verhaltenstherapie bzw. eine Kombination aus spezifischem „Sorgentraining" und Entspannungstechniken (Boerner 2005). Dies ist jedoch nicht die Aufgabe des Notarztes und kann in der Notfallsituation nicht geleistet werden.

Vielmehr müssen Notärzte und Rettungsdienstfachpersonal auf die Beschwerden des Patienten eingehen, ein empathisches Verhalten gegenüber dem Kranken aufweisen (s. Kap. 3 *Krisenintervention*) und auf die Wirksamkeit der genannten Verfahren hinweisen. Zusätzlich hat er durch Überprüfung der Vitalparameter und durch die Ableitung eines EKGs somatische Erkrankungen soweit wie möglich auszuschließen. Die Ausschlussdiagnostik sollte unter stationären Bedingungen komplettiert werden. Sollten sich dabei keine wegweisenden Befunde ergeben, so sollte dem Patienten dringend geraten werden, weiterführende Hilfe in Anspruch zu nehmen.

11

Literatur

Boerner RJ. Angst im Alter – Epidemiologie, Diagnostik und therapeutische Optionen. Fortschr Neurol Psychiat. 2004;72:564–73.
Boerner RJ. Diagnostik und Therapie der Generalisierten Angststörung (GAS). Fortschr Neurol Psychiat. 2005;73:694–706.

Carter RM, Wittchen HU, Pfister H, Kessler RC. One-year prevalence of subthreshold and threshold DSM-IV generalized anxiety disorder in a nationally representative sample. Depression and Anxiety. 2001;2:78–88.

Ebert D. Psychiatrie systematisch. Bremen: Unimed; 2001:264–278.

Hippius H, Klein HE, Strian F. Angstsyndrome. Diagnostik und Therapie. Berlin – Heidelberg – New York: Springer; 1999:90–122.

Stein MB, Heimberg RG. Well-being and life satisfaction in generalized anxiety disorder: comparison to major depressive disorder in a community sample. J Affective Disord. 2004;79:161–6.

Wittchen HU, Kessler RC, Beesdo K, Krause P, Hofler M, Hoyer J. Generalized anxiety and depression in primary care: prevalence, recognition, and management. J Clin Psychiat. 2002;63:24–34.

11

12 Affektive Störungen

Unter dem Begriff affektive Störungen werden Erkrankungen zusammenge-
fasst, die mit Veränderungen von Stimmung (Affektivität) und allgemeinem
Aktivitätsniveau (Antrieb) entweder im Sinne eines **depressiven oder eines
manischen Syndroms** einhergehen. Bei den affektiven Störungen sind diese
Syndrome die primären und charakteristischen Kennzeichen der Erkrankung,
aus denen sich die meisten anderen Symptome ableiten. Affektive Psychosen
verlaufen in 65 % der Fälle unipolar (nur depressive Phasen), in ca. 30 % der
Fälle bipolar (depressive und manische Phasen), bei etwa 5 % kommt es zu rein
manischen Episoden (Goodwin u. Jamison 1990).

Der Notarzt wird im Rettungsdienst immer wieder mit depressiv verstimm-
ten Patienten konfrontiert. Häufig ist es dann für ihn schwierig, eine exakte
Diagnose zu stellen, da das Symptom depressive Verstimmung bei mehreren
psychiatrischen Erkrankungen auftreten kann (Tab. 12.**1**) (Ebert 2001).

In den heute gültigen Diagnosesystemen wurde die Unterscheidung zwischen endogener und neurotischer Depression verlassen, da diese eine ätiopathogenetische Unterscheidbarkeit vorgab, die sich durch wissenschaft-

12

Tabelle 12.**1**   Depressive Syndrome kommen bei verschiedenen psychiatrischen Erkrankungen vor

---

- Organisch affektive Störungen
- Schizophrenien (postschizophrene Depression)
- Schizoaffektive Störungen
- Primär affektive Störungen:
  - Einzelne depressive Episode
  - Bipolare Störung
  - Rezidivierende depressive Störung
  - Anhaltende affektive Störungen (Zyklothymie, Dysthymie)
- Anpassungsstörungen (einschl. Trauerreaktionen)
- Depressive Persönlichkeit

liche Studien nicht ausreichend belegen ließ (Schmauß u. Messer 2003). Angesichts der heute bevorzugten Sichtweise einer multifaktoriellen Ursache psychischer Störungen wird somit auf einseitige, unbewiesene Hypothesen und Modellannahmen verzichtet und eine Einteilung nach primär klinischen Kriterien wie Schweregrad und Verlauf vorgenommen. Für chronifizierte depressive Störungen, die nicht die Kriterien einer depressiven Episode erfüllen und in etwa der früheren Diagnose „neurotische Depression" entsprechen, wurde der neue Begriff **„Dysthymie"** geprägt (Schmauß u. Messer 2003).

Die **bipolare Störung** ist synonym mit der manisch-depressiven Erkrankung. Hierbei kommt es im Verlauf zu klar abgrenzbaren depressiven und klar abgrenzbaren manischen oder hypomanen Phasen. Unter dem Begriff **„Zyklothymie"** dagegen werden anhaltende Stimmungsinstabilitäten mit zahlreichen Perioden leichter Depression und leicht gehobener Stimmung bezeichnet, die nicht die Diagnosekriterien von depressiven bzw. (hypo-)manen Episoden erfüllen.

> Notarzteinsätze mit depressiven oder manischen Patienten sind selten. Meist wird der Rettungsmediziner zu depressiven Menschen gerufen, wenn ein Suizidversuch erfolgt oder geplant ist (s. Kap. 7 *Suizidalität*). Bei manischen Patienten wird der Notarzt meist gerufen, wenn im Rahmen der Manie ein Erregungszustand auftritt (s. Kap. 6 *Erregungszustände*).

12

■ Ätiopathogenese

Depressive Störungen sind am ehesten im Sinne des Vulnerabilitätskonzepts als multifaktoriell bedingt anzusehen. Die depressiogene Wirksamkeit eines Lebensereignisses wird offenbar vor allem durch die individuelle Disposition des betreffenden Patienten bestimmt. **Ursachenfaktoren für eine Depression** können sein (Schmauß u. Messer 2003):

- **Genetische Faktoren:** Eine genetische Prädisposition als mögliche Ursache für eine Depression kann der Notarzt durch eine kurze psychiatrische Familienanamnese herausfinden.
- **Neurobiochemische Faktoren:** Die Serotonin- und Noradrenalinhypothese der Depression wurden durch die Erkenntnisse über die biochemischen Effekte von Antidepressiva unterstützt. Antidepressiva erhöhen die Aminkonzentration im synaptischen Spalt, entweder durch Wiederaufnahmehemmung oder Blockade des Abbaus dieser Neurotransmitter (Heniger et al. 1996).

- **Neuroendokrinologische Befunde:** Ursachen für affektive Störungen können Störungen der Hypothalamus-Hypophysen-Schilddrüsenachse (Baumgarten 1993) sowie der Hypothalamus-Hypophysen-Nierenachse (Holsboer 1995, Holsboer u. Barden 1996) sein. Die Funktionsstörungen dieser Systeme kann der Rettungsmediziner präklinisch nicht diagnostizieren. Sie müssen durch eine ausführliche Diagnostik in der Klinik ermittelt werden.
- **Chronobiologische Faktoren:** Klinische Beobachtungen betonen seit langem die Bedeutung chronobiologischer Faktoren in der Ätiopathogenese depressiver Erkrankungen. So gilt für einen Teil der Depression eine saisonale Rhythmik, insbesondere bei der sog. saisonalen (Herbst-Winter-)Depression.
- **Belastende Lebensereignisse (Life Events):** Als Life Events werden mit dem Erleben der Ohnmacht einhergehende Lebensereignisse in der Biografie, z.B. Verlust des Arbeitsplatzes, Tod eines Angehörigen, Scheidung, Trennung oder Entwurzelungen, angesehen.
- **Persönlichkeitsfaktoren:** Untersuchungen mit Persönlichkeitsfragebögen ergaben als Kennzeichen der depressiven Persönlichkeit u.a. zwanghafte und asthenische Charakterzüge.
- **Somatische Erkrankungen:** Somatische Erkrankungen und Pharmaka können Kofaktoren oder Auslöser von depressiven Syndromen sein (Tab. 12.**2** und 12.**3**) (Möller et al. 2001).

12

Tabelle 12.**2**   Beispiele für Ursachen somatogener Depressionen

Neurologie	Epilepsie, Hirntumoren, zerebrovaskuläre Erkrankungen, Hirnatrophie, Morbus Parkinson, Hirntraumen, Arteriitis temporalis, Enzephalitis, multiple Sklerose, amyotrophe Lateralsklerose, Myasthenie, funikuläre Myelose, Chorea Huntington
Endokrinologie	Hypo-/Hyperthyreose, Riesenzellthyreoiditis, Hypo-/Hyperparathyreodismus, HVL-Insuffizienz, Morbus Addison, Morbus Cushing, Phäochromozytom, Akromegalie
Kardiologie	Herzvitien, essentielle Hypertonie, funktionelle kardiovaskuläre Störung, Z. n. Bypass-Operation, Z. n. Myokardinfarkt
Gastroenterologie	Leberzirrhose, Morbus Meulengracht, Sprue, Encephalopathia pancreatica, entzündliche Darmerkrankungen
Nephrologie	Chronische (Pyelo-)Nephritis, Dialyse-Patienten, Prostataadenom

Tabelle 12.**2**   (Fortsetzung)

Kollagenosen, Immunopathien	Lupus erythematodes, Panateriitis nodosa, rheumatoide Arthritis
Stoffwechsel- erkrankungen	Porphyrie, Hämochromatose, Hypoglykämie
Intoxikation	Chronische Hg-/Co-Intoxikation, Alkoholismus
Gynäkologie	Prämenstruelles Syndrom, Klimakterium
Malignome	Chronische Leukosen, Pankreaskarzinom, Bronchialkarzinom, Ovarialkarzinom
Sonstige Ursachen	Anämie, Sarkoidose, Strahlentherapie, postoperativ, Schlafapnoe

Tabelle 12.**3**   Beispiele für Depressionen auslösende Pharmaka

Antihypertensiva	Reserpin, α-Methyl-Dopa, Clonidin, Betablocker, Prazosin, Hydralazin
Parkinsonmittel und Muskel- relaxanzien	Levodopa, Amantadin, Baclofen, Bromocriptin
Steroidhormone	Glukokortikoide, Gestagene, Danazol, ACTH
Antirheumatika, Analgetika	Indometacin, Gold, Chloroquin, Phenazetin, Phenylbutazon, Ibuprofen, Opiate
Tuberkulostatika, Antibiotika, Zytostatika, Antimykotika	INH, Sulfonamide, Tetrazykline, Nalidixinsäure, Streptomycin, Vinblastin, Nitrofurantoin, Griseofulvin, Metronidazol, Inter- feron, Ofloxacin
Ophthalmologika	Acetazolamid
Antiepileptika	Hydantoin, Clonazepam
Kardiaka	Digitalis, Procainamid, Lidocain
Psychopharmaka	Antipsychotika, Barbiturate, Disulfiram, Benzodiazepine, Amphetamin-Entzug, Benzodiazepin-Entzug
Sonstige	Flunarizin, Cimetidin, Cholesterinsynthesehemmer, Pizotifen, Methysergid

12

■ Symptomatik einer affektiven Erkrankung

Der Notarzt muss die Symptome einer affektiven Erkrankung kennen, damit er den Patienten in die richtige Fachabteilung einweisen kann.

Unter einer **Depression** ist grundsätzlich ein Syndrom zu verstehen, dessen Einzelsymptome aus verschiedenen Bereichen und Schichten seelischer und körperlicher Funktionen entstammen. Für die praktische und grundsätzliche Orientierung lassen sich innerhalb des depressiven Syndroms im Ganzen 3 Symptomgruppen unterscheiden, die je einem bestimmten Funktionsbereich zuzuordnen sind (Tab. 12.**4**) (Schmauß u. Messer 2003). Darüber hinaus liegt bei einer Depression häufig ein somatisches Syndrom mit Appetit- und Gewichtsveränderungen, Schlafstörungen und diversen körperlichen Beschwerden (z. B. Schmerzen in den Gelenken, im Unterleib etc., Berichte über unregelmäßige Darmtätigkeit) vor. Häufig waren die Patienten mit diesen Beschwerden bereits zuvor bei ihrem Hausarzt, der aber kein organmedizinisches Korrelat finden konnte.

Eine **Hypomanie** kann der Notarzt diagnostizieren, wenn die Patienten oder auch Angehörige berichten, dass der Betreffende sich seit ein paar Tagen oder auch Wochen wohler fühlt als üblich. Manchmal ist der Patient auch gereizter und aggressiver als sonst. Selbstbewusstsein, sexuelles Interesse und der Antrieb können dabei gesteigert sein. Aus einer hypomanischen Phase kann sich

Tabelle 12.**4**   Depressives Syndrom (Schmauß u. Messer 2003)

1. Psychische Symptome:	2. Psychomotorische Symptome:	3. Somatische Symptome:
• Traurige Verstimmung • Angst • Gereiztheit • Hoffnungslosigkeit • Insuffizienzgefühle • Gefühle der Gefühllosigkeit • Innere Leere • Denkhemmung • Apathie oder innere Unruhe • Entscheidungslosigkeit • Schuldgefühle	• *Psychomotorische Hemmung:* Hypo- und Amimie, Bewegungsarmut, Stupor • *Psychomotorische Agitiertheit:* Rastlose Unruhe, Getriebenheit, leerer Beschäftigungsdrang	• *Vitalstörungen:* Müdigkeit, Kraftlosigkeit, Energiemangel, Druck oder Schmerz in Herz- oder Magengegend • *Schlafstörungen:* Einschlafstörungen, zerhackter Schlaf, frühes Erwachen • *Tagesschwankungen:* Morgentief • *Vegetative Symptome:* Mundtrockenheit, Atembeschwerden, Schwindel, Obstipation, Herzrhythmusstörungen

12

ein **Vollbild einer Manie** entwickeln (Ebert 2001). Dabei sind die Patienten dann:

- euphorisch, unabhängig von Situation und Anlass,
- teilweise auch aggressiv, dysphorisch ohne Anlass oder bei kleinsten Anlässen, oder wechselnd zwischen Euphorie und Dysphorie,
- antriebsgesteigert mit ständig wechselnden, neuen Zielen und Plänen, häufig unrealistisch, mit vermehrten Geldausgaben bis hin zur massiven Verschuldung, schnell wechselnden Beziehungen, Verlust sozialer Hemmungen, auch bis zum Erregungszustand mit „tobsüchtigem" Verhalten,
- ideenflüchtig mit ständig neuen Gedanken, gelockerten Assoziationen, ständigem Rededrang (Logorrhö) bis hin zum Verlust des Sprach- und Denkzusammenhanges (verworrene, zerfahrene Manie),
- schlaflos mit Einschlafstörungen und Erwachen nach wenigen Stunden ohne Müdigkeit oder vollständigem Verzicht auf Schlaf ohne Schlafbedürfnis (auch über mehrere Tage),

Oft haben die Patienten **Größenideen**. Dabei glauben sie von berühmten Persönlichkeiten abzustammen und/oder berufliche, politische oder religiöse Führereigenschaften zu besitzen. Die Größenideen können sich zu einem **Größenwahn** steigern, so dass ein Krankheitsgefühl oder eine Krankheitseinsicht fehlt. Begleitend können bei manischen Patienten vorübergehend akustische Halluzinationen auftreten sowie Wahrnehmungsanomalien in Form von intensiver Farbwahrnehmung, Hyperakusis oder eine veränderte Wahrnehmung von Einzelheiten in der Umgebung. Manchmal treten auch Beziehungs- und Verfolgungswahn, Erregungszustände und Gewalttätigkeiten auf. Im Rahmen einer Schlaflosigkeit kann es zu Verwahrlosung, Abmagerung und körperlicher Erschöpfung kommen.

Differenzialdiagnosen

Differenzialdiagnostisch sind die folgenden Erkrankungen von den affektiven Störungen abzugrenzen, können aber z. T. komorbide zu einer affektiven Psychose vorliegen (Ebert 2001):

Psychotrope Substanzen und organisch psychische Störungen

Prinzipiell kann jede körperliche Erkrankung auch zu einem depressiven oder maniformen Bild führen. In diesem Fall ist die Zusatzdiagnostik neben der klinischen Untersuchung des Patienten entscheidend. Affektive Störungen können durch den Konsum von psychotropen Substanzen ausgelöst werden. In diesem Fall helfen dem Notarzt eine Fremdanamnese oder vorhandene Drogenasservate weiter. Letzten Endes sollte die Diagnose einer Manie oder einer Hypomanie nur gestellt werden, wenn nachweißlich keine psychotropen Substanzen das klinische Bild des Patienten beeinflussen. Natürlich können affektive Symptome auch im Rahmen einer organisch psychischen Störung auftreten. Dazu ist allerdings eine erweiterte Diagnostik wie z. B. eine kraniale Computertomografie (CCT) oder Kernspintomografie des Kopfes wegweisend, die dem Notarzt während des Einsatzes nicht zur Verfügung steht.

Schizophrenien und schizoaffektive Psychosen

Die Abgrenzung zu Schizophrenien oder schizoaffektiven Psychosen ist sehr schwierig, besonders wenn die Patienten auf dem Höhepunkt der Erkrankung vom Notarzt untersucht werden und ausgedehnte Wahnideen, unverständliche Sprache, gewalttätige Erregung und möglicherweise sogar für die Schizophrenie typische Halluzinationen, Wahnwahrnehmungen und Störungen des Ich-Erlebens auftreten. Auch hier hilft dem Notarzt meistens nur eine gründliche Fremdanamnese weiter, insbesondere wenn er Angehörige nach früheren Krankheitsepisoden fragt.

Bipolare Störung und Zyklothymie

12

Entscheidend ist die Frage nach vorausgegangenen Episoden gehobener Stimmung und gesteigerten Antriebs. Eine bipolare Störung sollte immer dann angenommen werden, wenn bereits einmal eine typische manische oder eine typische depressive Episode aufgetreten sind. Bei der Zyklothymie treten die Symptome regelmäßig auf, sind insgesamt leichter als bei einer Hypomanie und bestehen über Jahre und Jahrzehnte.

Agitierte Depression, Zwangsstörung und Anorexia nervosa

Alle drei Erkrankungen können mit einer vorübergehenden Hyperaktivität einhergehen, können jedoch nur bei ungenügender psychopathologischer Untersuchung mit einer Hypomanie verwechselt werden. Bei der agitierten Depression und bei der Zwangsstörung fehlen die manischen Stimmungsänderungen, bei der Anorexie und auch bei der Zwangsstörung weisen die Leitsymptome (Essstörung, Zwänge) den Weg.

Hyperkinetische Störung

Aufmerksamkeits-/Hyperaktivitätsstörungen sind ein Risikofaktor für bipolare Störungen und Suchterkrankungen. Einzelne Symptome wie Hyperaktivität, Impulsivität, Risikoverhalten, Aufmerksamkeitsstörungen, Desorganisiertheit und Euphorie können bei Depressionen oder Manien auftreten. Bei der Manie sind Phasen abgrenzbar (auch depressive) mit allen Symptomen, nicht nur kurzzeitige Euphorie und emotionale Instabilität einerseits, dauerhafte Impulsivität, „Langeweile" mit innerer Anspannung seit der Jugend andererseits.

■ Therapie

Die Notfalltherapie der affektiven Störungen ist nur auf wenige Maßnahmen beschränkt. Als erstes sollte von Seiten des Notarztes eine **Gesprächsbereitschaft** mit dem Patienten vorhanden sein. Unabhängig von Äußerungen der Angehörigen oder Beteiligten an der Notfallsituation sollte der Patient die Möglichkeit haben, seine Beschwerden zu äußern. Dazu ist es selbstverständlich, dass vom Notarzt ein empathisches Verhalten gezeigt wird.

Depressive Symptomatik

12

Weist der Patient eine **schwere depressive Episode** auf, so sollte der Notarzt eine stützende Gesprächsführung durchführen. Dabei ist zu vermitteln, dass es sich um eine Krankheit ohne Zutun oder Verschulden des Patienten handelt, die wieder vorübergehen wird. Gerade bei schweren und speziell bei wahnhaften Depressionen ist aber zu betonen, dass ein empathisches Gespräch zwar zu einer auch deutlichen Entlastung des Patienten führen kann, diese jedoch meist nur von sehr kurzer Dauer ist. Nach Ende eines rettungsdienstlichen Kontakts werden Grübeleien und überwertige Befürchtungen rasch wieder einsetzen. Daher ist bei diesen Patienten auf eine unmittelbare, zumindest rasche fachpsychiatrische Vorstellung zu drängen (→ Fallbeispiel 1).

Bei bestehender **Suizidalität** sind die Patienten sofort ins Krankenhaus zu transportieren (→ Fallbeispiel 2). Ist der Patient hierzu nicht bereit, so ist von Seiten des Notarztes eine geschlossene Unterbringung nach dem Gesetz für psychisch kranke Personen (Psych-KG), ggf. mit Unterstützung der Ordnungsbehörde (Polizei), zu veranlassen.

Natürlich muss der Notarzt den Patienten untersuchen, indem er die Vitalparameter wie Blutdruck, und Puls sowie Blutzuckerwerte misst und ein EKG schreibt. Gerade im Rahmen einer wahnhaften Depression wäre es denkbar, dass Patienten tagelang nichts getrunken oder gegessen haben, so dass die Gabe einer Vollelektrolytlösung oder von Glukose indiziert ist. Auch das EKG könnte im Rahmen einer Elektrolytentgleisung Herzrhythmusstörungen aufzeigen, so dass die Gabe von Antiarrhythmika indiziert wäre. Zur Verminderung von innerer Anspannung und Angst können Benzodiazepine verabreicht werden.

Fallbeispiel 1: Depressive Episode bei Borderline-Persönlichkeitsstörung

Eine 23-jährige Patientin mit bekannter Borderline-Persönlichkeitsstörung fügte sich im Rahmen einer depressiven Episode mit einem Küchenmesser Schnittverletzungen am Hals, Bauch, den Händen und den Oberschenkeln zu. Sie wurde blutüberströmt von ihrem Lebensgefährten aufgefunden, der den Rettungsdienst alarmierte.

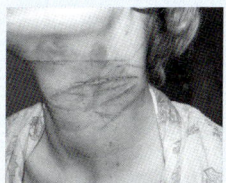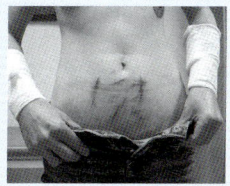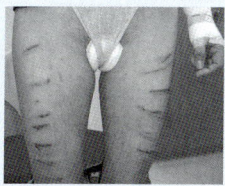

(Quelle: Institut für Rechtsmedizin, Univ.klinikum des Saarlandes, Homburg/Saar).

Fallbeispiel 2: Depressive Episode mit akuter Suizidalität

Einsatzgrund: Um 12.34 Uhr wurde die Rettungsleitstelle von einer schlecht deutsch sprechenden Frau alarmiert, dass ihre Nachbarin angekündigt habe, sich das Leben zu nehmen. Darauf hin wurden das für das Einsatzgebiet zuständige Notarzteinsatzfahrzeug (NEF) sowie der Rettungswagen (RTW) zur Einsatzstelle hinbeordert. Das Rettungsdienstpersonal fand eine ca. 44-jährige Patientin in ihrer Wohnung vor. Der Ehemann berichtete, dass sie sich mit einem Küchenmesser an beiden Handgelenken verletzt habe. Weiterhin wurde fremdanamnestisch angegeben, dass die Mutter der Patientin sich suizidiert habe und an einer ähnlichen Symptomatik gelitten habe. Psychopathologisch ist die Stimmung der Patientin zum Depressiven hin verschoben, und sie bejaht auf Nachfrage weiterhin Suizidgedanken.

Diagnose: Depressive Episode mit akuter Suizidalität.

Therapie und Verlauf: Durch die Rettungsassistenten erfolgte eine Verbandanlage an den Schnittwunden beider Handgelenken. Die Motorik und die Sensibilität waren an beiden Händen und Unterarmen nicht beeinträchtigt. Zusätzlich wurde eine Vollelektrolytlösung vom Notarzt appliziert. Die Vitalparameter und der Blutzucker lagen im Normbereich. Das abgeleitete EKG wies einen Sinusrhythmus auf. Die Patientin wurde in die chirurgische Abteilung des Stadtkrankenhauses gebracht. Mit einer freiwilligen Weiterbehandlung in dem zuständigen psychiatrischen Fachkrankenhaus erklärte sie sich einverstanden.

12

Maniforme Symptomatik

Weist ein Notfallpatient eine **ausgeprägte maniforme Symptomatik** im Rahmen einer affektiven Psychose auf, so sollte ebenfalls empathisches und geduldiges Verhalten gezeigt werden. Bei einem Maniker mit einer verworrenen Manie ist es schwierig, ein Anamnesegespräch zu führen (→ Fallbeispiel 3). Zeigt dieser Patient verbale und tätliche aggressive Impulse, so muss die Ordnungsbehörde (Polizei) aktiv werden, um eine Fremd- und Eigengefährdung des Patienten zu verhindern. Der Notarzt kann durch die Gabe von hochpotenten Antipsychotika (z. B. 5–10 mg Haloperidol i. v.) sowie durch die Verabreichung von Benzodiazepinen (z. B. 2,5 mg Lorazepam oder 5–10 mg Diazepam i. v.) eine Deeskalierung der Gesamtsituation erreichen.

Selbstverständlich sind im Falle einer Beruhigung des Patienten vom Notarzt die Vitalparameter, Blutzucker usw. zu erheben.

Findet eine Einweisung oder Medikamentengabe gegen den Willen des Patienten statt, da eine Eigen- oder Fremdgefährdung zu befürchten ist, so sind die rechtlichen Vorraussetzungen (Unterbringungsgesetze) zu beachten.

Fallbeispiel 3: Maniforme Episode

Einsatzgrund: Um 2.35 Uhr wurde der Rettungsleitstelle durch die Polizei mitgeteilt, dass sich am Ortsausgang einer Kleinstadt im zuständigen Kreisgebiet ein Verkehrsunfall ereignet habe. Da die Polizei von einer schwer verletzten Person sprach, wurden das Notsatzeinsatzfahrzeug (NEF) sowie der Rettungswagen (RTW) alarmiert. 7 Minuten später trafen beide Fahrzeuge zeitgleich am Einsatzort ein. Eine schwer verletzte Person war nicht auffindbar. Im Polizeiauto saß eine weibliche Person. Sie gab an, von Gott geschickt worden zu sein. Sie habe deshalb mehrere Firmen gegründet und viele Kredite bei den Banken aufgenommen, um die Menschen zum Christentum zu bekehren. Der Totalschaden ihres Autos mache ihr nichts aus. Die neurologisch-internistische Untersuchung durch den Notarzt ergab keine pathologischen Befunde.
Diagnose: Maniforme Episode mit psychotischer Symptomatik.
Therapie und Verlauf: Da der Notarzt eine affektive Psychose vermutete, wurde die Patientin in ein psychiatrisches Fachkrankenhaus gebracht. Glücklicherweise lehnte die Patientin den Transport nicht ab, so dass von einer Zwangseinweisung abgesehen werden konnte.

12

Literatur

Baumgarten H. Schilddrüsenhormone und depressive Erkrankung – kritische Übersicht und Perspektiven. Nervenarzt. 1993;64:1–10.

Ebert D. Psychiatrie systematisch. Bremen: Unimed; 2001:90–259.

Goodwin FK, Jamison KR. Manic-depressive illness: New York – Oxford: Oxford University Press; 1990.

Heniger GR, Delgado PL, Charney DS. The revised monoamine theory of depression. A modulatory role for monoamines, based on new findings from monoamine depletion experiments in humans. Pharmacopsychiat. 1996;29:2–11.

Holsboer F. Neuroendocrinology of mood disorders. Psychopharmacol. 1995;83:957–69.

Holsboer F, Barden N. Antidepressants and hypothalamic-pituitary-adreno-cortical regulation. Endocrine Rev. 1996;17:187–205.

Möller HJ, Laux G, Deister A. Psychiatrie und Psychotherapie, 2. Aufl. Stuttgart: Thieme; 2001.

Schmauß M, Messer T. Depressive Episoden und rezidivierende depressive Störungen. Fortschr Psychiat Neurol. 2003;71:341–57.

12

13 Psychosen

13.1 Psychosebegriff

Verschiedene Definitionen des Psychosebegriffes sind verbreitet und schränken die Brauchbarkeit des Begriffes bereits dadurch ein. Psychosen können demnach sein (Ebert 2001):

- Psychiatrische Erkrankungen, bei denen die Beeinträchtigung der psychischen Funktionen ein so großes Ausmaß erreicht hat, dass dadurch Einsicht und Fähigkeit, einigen der üblichen Lebensanforderungen zu entsprechen, oder der Realitätsbezug erheblich gestört sind (Definition über den Schweregrad der Erkrankung).
- Psychiatrische Erkrankungen, bei denen eine produktive Symptomatik in Form von Gedächtnisstörungen, Denkzerfahrenheit, Wahn, Halluzinationen, Ich-Störungen vorliegt (implizite Beschränkung auf Schizophrenien, manche melancholische Depressionsformen und bestimmte organische Störungen; abgewandelte Definition).

13

13.2 Psychose und Sucht

Das Zusammentreffen von Sucht und Psychose ist im Rettungsdienst ein häufiges Phänomen. Bereits in den 80er Jahren zeigte die große Epidemiologic Catchment Area Study (ECA) des amerikanischen National Institute of Mental Health mit einer Stichprobe von über 20 000 Personen eine Lifetime-Prävalenz von 47 % für Missbrauch oder Abhängigkeit von Suchtmitteln unter schizophrenen Patienten (Regier et al. 1990). Bei Drogenkonsumenten mit Psychosen stellt sich regelmäßig die differenzialdiagnostische Frage nach einer drogeninduzierten Psychose versus einer Psychose aus dem schizophrenen Formenkreis mit komorbider Sucht.

Kritisch für die differenzialdiagnostische Entscheidung ist weniger die Phänomenologie, sondern vielmehr die Beachtung der zeitlichen Zusammenhänge zwischen Konsum und Auftreten bzw. Dauer der psychischen Symptome: Bei einer **drogeninduzierten Psychose** beginnt die Symptomatik unmittelbar nach oder spätestens innerhalb von 2 Wochen nach der letzten Substanzeinnahme und dauert in der Regel nur einige Tage bis Wochen, selten einige Monate (Gouzoulis-Mayfrank 2006). Die Diagnose muss zugunsten der dualen **Diagnose Sucht und Psychose** verworfen werden, wenn die Psychose zwar in engem zeitlichem Zusammenhang mit dem Substanzkonsum erstmalig auftrat, aber im Verlauf auch nach mehreren Monaten (bei 6 Monaten liegt die Grenze) trotz geeigneter Therapie und Drogenabstinenz symptomatisch bleibt oder im weiteren Verlauf trotz Abstinenz rezidiviert. Dies bedeutet aber auch, dass die diagnostische Einschätzung bei vielen Patienten, die durchgehend oder intermittierend konsumieren, langfristig unsicher bleibt.

> Der Notarzt kann in der Regel präklinisch nicht entscheiden, ob der Patient eine psychotische Störung im Rahmen einer Suchterkrankung (exogene Psychose) oder im Rahmen einer Schizophrenie oder affektiven Erkrankung (endogene Psychose) entwickelt hat, da er den Patienten meist nicht kennt und häufig wenig bis keine fremdanamnestischen Angaben erhält.

Im vorliegenden Kapitel sollen die Schizophrenien abgehandelt werden, die im Notarztdienst 2,2 % der Einsätze (Kardels et al. 2003) ausmachen. Die Psychosen durch Suchterkrankungen werden in Kap. 8 *Notfälle durch Alkohol und Drogen* abgehandelt.

13

13.3 Schizophrene Psychose

Zum ersten Mal wurde 1896 das Syndrom, das wir heute Schizophrenie nennen, durch Kraepelin beschrieben. Er nannte die Krankheit „Dementia praecox", um damit die sehr pessimistische Auffassung über den Verlauf auszudrücken (Schüttler 2001). Den heutigen Vorstellungen über die Ätiopathogenese der schizophrenen Erkrankung liegt das multifaktorielle Vulnerabilitäts-Stress-Coping-Modell zu Grunde. Demnach kann bei betroffenen Patienten eine Disposition für die Entwicklung einer Schizophrenie bestehen, welche genetischer Natur sein kann. Hierzu gibt es richtungweisende Befunde über die Relevanz spezifischer Gene. Andererseits tragen in gleichem Ausmaß nichtgenetische Faktoren (z. B. Geburtskomplikationen) sowie zahlreiche Umweltfaktoren zu einer gesteigerten Vulnerabilität bei (Klein u. Habel 2006). Dem Modell zufolge kann es basierend auf dieser Vulnerabilität beim Auftreten von Stress-faktoren zu einer akuten Manifestation und nachfolgender Exazerbation einer schizophrenen Psychose kommen, zu der der Notarzt gerufen wird.

Der Notarzt trifft eher selten auf schizophrene Patienten, da die Lebenszeit-prävalenz, d. h. das Risiko einer bestimmten Person, im Laufe des Lebens min-destens einmal an einer schizophrenen Episode zu erkranken, weltweit zwi-schen 0,5 und 1,6 % liegt. Die Erkrankung tritt bevorzugt zwischen dem 15. und dem 35. Lebensjahr auf. Männer erkranken etwa 3–4 Jahre früher. Der Verlauf ist meist rezidivierend oder chronisch.

■ Symptome

Psychopathologisch sind fast alle psychischen Funktionen bei der Schizophre-nie mitbetroffen. Allerdings sind das Bewusstsein und die Orientierung in der Regel nicht beeinträchtigt. Bei **vollständiger Symptomausprägung** stehen folgende Störungen im Vordergrund (Wobrock et al. 2004):
- Störungen der Konzentration und Aufmerksamkeit,
- Störungen des inhaltlichen und formalen Denkens,
- Störungen der Ich-Funktionen,
- Störungen der Wahrnehmung,
- Störungen der Intentionalität und des Antriebs,
- Störungen der Affektivität und Psychomotorik,

Inhaltliche Denkstörungen können in überwertigen Befürchtungen und Ängsten, z. B. bei Wahnerleben (z. B. Verfolgungs-, Beeinträchtigungs-, Lie-beswahn, religiöser Wahn) und Halluzinationen (z. B. optische, akustische, gustatorische und olfaktorische Halluzinationen), bestehen. **Formale Denk-störungen** kann der Notarzt diagnostizieren anhand von Gedankenabreißen, Danebenreden, Neologismen (neue Wortschöpfungen) oder Denkzerfahren-heit beim Patienten. Eine **Störung der Ich-Funktion** kann sich als Gedan-keneingebung (fremde Gedanken werden eingegeben), Gedankenentzug (andere Menschen entziehen die Gedanken), Gedankenausbreitung (ande-re Menschen haben Teil an den Gedanken) oder Willensbeeinflussung (An-trieb, Strebungen und Handlungen werden als von anderen gemacht und be-einflusst erlebt) präsentieren. Weniger charakteristisch sind die **Derealisa-tion** (die Umwelt wird als unwirklich und fremdartig erlebt) und **Depeso-nalisation** (verändertes Erleben der eigenen Person, z. B. von Körpereigen-schaften).

13

■ **Diagnostische Kriterien für Unterformen schizophrener Psychosen**

Schizophrene Psychosen lassen sich in verschiedene Unterformen klassifizieren (Möller u. Deister 2003). Dem Notarzt fällt es schwer, am Einsatzgeschehen die klinische Dominanzform einer Schizophrenie herauszufinden, u. a. auch weil die Symptomatik stark variieren kann; dies ist auch nicht notwendig. Dennoch sollen kurz die verschiedenen Unterformen der Schizophrenie genannt und charakterisiert werden, um die Diagnosefindung für den Rettungsmediziner zu erleichtern.

Paranoide Form

Sie stellt die häufigste Unterform der Schizophrenie dar. Das klinische Bild wird von meist relativ lang anhaltenden und evtl. systematisierenden **Wahnideen** beherrscht, die eventuell von halluzinatorischen Erlebnissen begleitet sind (→ Fallbeispiel 1 und 2). Das alleinige Vorkommen halluzinatorischer Erlebnisse ist zwar möglich, jedoch deutlich seltener. Weitere schizophrene Symptome – insbesondere formale Denkstörungen, negative oder katatone Symptome – sind bei dieser Form ebenfalls nachweisbar, stehen aber nicht im Vordergrund.

Fallbeispiel 1: Paranoid-halluzinatorische Schizophrenie

Einsatzgrund: An einem Samstagnachmittag wurde der Rettungsdienst durch die Zentrale des ärztlichen Notdienstes alarmiert, zu einer Adresse in einem sozialen Brennpunkt zu fahren. Der Rettungsleitstelle wurde mitgeteilt, dass eine Patientin sich gemeldet und über Arm- und Thoraxschmerzen geklagt habe. Der Arzt vom ärztlichen Bereitschaftsdienst könne aufgrund vieler anstehender Hausbesuche nicht sofort kommen. Die Rettungsleitstelle schickte daraufhin einen Rettungswagen (RTW) sowie das zuständige Notarzteinsatzfahrzeug (NEF) zur angegebenen Adresse. Dem Rettungsdienstpersonal öffnete eine ca. 40-jährige Frau die Wohnungstür. Anschließend führte sie den Arzt und die Rettungsassistenten in das Wohnzimmer. Auf Nachfrage berichtete sie, dass ihre Haut vom Nachbarn bestrahlt werde (Zönästhesien) und zeigte dabei aus dem Fenster auf das Nachbarhaus (Beeinträchtigungswahn). Weiterhin höre sie, wie die Nachbarn über sie reden (akustische Halluzinationen). Auch ihre Gedanken, die sie habe, werden ihr von den „bösen Nachbarn" entzogen (Gedankenentzug).
Diagnose: Paranoid-halluzinatorische Schizophrenie
Therapie und Verlauf: Die erhobenen Vitalparameter waren unauffällig. Es erfolgte eine Einweisung in ein psychiatrisches Fachkrankenhaus. Die Patientin war mit der Behandlung in der Psychiatrie einverstanden und wurde ohne Notarztbegleitung vom RTW abtransportiert.

13

Fallbeispiel 2: Paranoid-halluzinatorische Psychose mit Suizid

Der 44-jähriger Patient war an einer paranoid-halluzinatorischen Psychose erkrankt. Immer wieder hatte er berichtet, durch seinen Selbstmord die „Welt vom Satan befreien zu können". Der Patient schoss sich mit dem Jagdgewehr des Bruders in den Kopf.

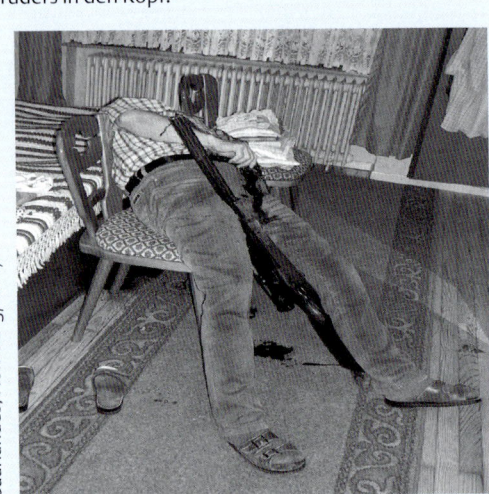

(Quelle: Institut für Rechtsmedizin, Univ.klinikum des Saarlandes, Homburg/Saar).

13

Katatone Form

Bei der katatonen Schizophrenie müssen 2 der folgenden Symptome vorhanden sein:
- Stupor,
- Erregung,
- Haltungsstereotypien,
- Negativismus,
- Rigidität,
- wächserne Biegsamkeit, Verharren der Glieder oder des Körpers in Haltungen, die von außen auferlegt sind,
- Befehlsautomatismus.

Die katatone Form hat meist eine bessere Prognose, da sie auf eine antipsychotische Medikamentengabe gut anspricht.

In der Regel wird der Notarzt mit diesen beiden genannten Formen konfrontiert. Die Patienten weisen dann oft dramatisch wirkende Symptome und Verhaltensauffälligkeiten auf. Meist wird die Rettungsleitstelle von Dritten alarmiert, gelegentlich meldet sich der Patient jedoch auch selbst, wenn er sich in einer bedrohlichen Notlage wähnt.

Hebephrene Form

Bei dieser Form der Schizophrenie begegnet der Notarzt einem Patienten, bei dem **affektive Auffälligkeiten** im Vordergrund stehen. Einerseits muss bei diesem Schizophrenietyp eine affektive Verflachung oder ein inadäquater Affekt vorhanden sein, andererseits entweder eine Störung des Verhaltens oder formale Denkstörungen. Produktive psychotische Symptome wie Wahnideen und Halluzinationen können vorhanden sein, dominieren jedoch nicht das klinische Bild. Diese Schizophrenieform hat insgesamt eine schlechte Prognose.

Undifferenzierte Form

Darunter werden sowohl diejenigen Patienten klassifiziert, bei denen die Kriterien für keine der anderen Untergruppen erfüllt werden, als auch diejenigen Patienten, die die Kriterien mehrerer Subgruppen gleichzeitig erfüllen.

13

Postschizophrene Depression

Hierunter wird eine depressive Symptomatik verstanden, die im Anschluss an eine eindeutig diagnostizierte schizophrene Episode auftritt. Allerdings muss bei dieser Form noch mindestens eines der für die paranoide Schizophrenie charakteristischen Syndrome vorhanden sein. Die depressiven Symptome müssen ausreichend lange andauern sowie schwer und umfassend genug sein, um mindestens die Kriterien für eine leichte depressive Episode zu erfüllen. Bei dieser Schizophrenieform erleichtern fremdanamnestische Angaben, z.B. von anwesenden Angehörigen, dem Notarzt die Diagnose.

Residuale Form

Die residuale Form der Schizophrenie ist durch einen häufig lang bestehenden Krankheitsverlauf ausgezeichnet. Bei dieser Form stehen hauptsächlich negative Symptome wie z. B. eine **Antriebshemmung**, Affektverflachung, Sprachverarmung und ein sozialer Rückzug im Vordergrund und es müssen früher einmal allgemeine Symptome einer Schizophrenie bestanden haben.

Schizophrenia simplex

Der Notarzt wird in den seltensten Fällen im Einsatz eine Schizophrenia simplex diagnostizieren, weil die Diagnose von der langsamen Entwicklung charakteristischer „negativer" Symptome des schizophrenen Residuums abhängt, ohne dass eine Anamnese von Halluzinationen, Wahnvorstellungen oder anderen Symptomen einer früheren psychotischen Episode besteht. Die Krankheitsform weist eine Progredienz aller 3 folgenden Merkmale (Möller u. Deister 2003) über einen Zeitraum von mindestens einem Jahr auf:
- deutliche und anhaltende Veränderungen in einigen früheren Persönlichkeitsmerkmalen, was sich in einem Antriebs- und Interessenverlust äußert sowie in nutz- und ziellosem Verhalten, in Selbstversunkenheit und sozialem Rückzug,
- allmähliches Auftreten und Verstärken von „negativen" Symptomen wie Apathie, Sprachverarmung, verminderte Aktivität, deutliche Affektverflachung, Passivität, Initiativemangel und verminderte nonverbale Kommunikation,
- deutliche Abnahme der schulischen und beruflichen Leistungsfähigkeit.

Differenzialdiagnosen

Ohne verlässliche anamnestische Angaben kann eine Diagnose aus dem Kreis der hier beschriebenen Erkrankungen von Notärzten nicht gestellt werden. Wegweisend kann die Frage nach oder das Auffinden von antipsychotischer Medikation sein.

Der Notarzt muss nach Möglichkeit vor allem eine differenzialdiagnostische Abgrenzung zu den **exogenen, somatisch begründeten Erkrankungen des Gehirns** vornehmen. Bei 5–8 % aller schizophrenieähnlichen Psychosen findet sich ein klinisch fassbarer neurologischer Befund. In diesen Fällen darf die Diagnose „endogene" Psychose nicht gestellt werden. Es muss vor allem an Erkrankungen des ZNS wie Epilepsien, zerebrale Traumata oder Tumoren, Infektionen des ZNS, zerebrovaskuläre Erkrankungen oder degenerative Erkrankungen gedacht werden, die sich mit psychotischen Symptomen auch primär manifestieren können. Bei weiteren 3 % aller schizophrenieartigen Psychosen finden sich organische Störungen, die sekundär über eine Beeinträchtigung der Hirnfunktionen zu psychotischen Symptomen führen. Hierzu zählen **internistische Grunderkrankungen** wie metabolische Erkrankungen, Autoimmunerkrankungen, Hypo-/Hyperthyreoidismus oder Vitamin-B_{12}-Mangel. Vor Ort sollte nach Hinweisen gesucht werden, die **toxisch bedingte Funktionsstörungen**, z. B. Drogenpsychosen, medikamentös induzierte Psychosen oder delirante Zustandsbilder belegen oder ausschließen lassen.

Die wichtigsten **psychiatrischen Differenzialdiagnosen** sind:

- die vorübergehende akute psychotische Störung (durch kurze Dauer der Symptomatik gekennzeichnet),
- schizotype Störung (durch Fehlen eindeutiger und länger dauernder psychotischer Symptome gekennzeichnet),
- wahnhafte Störungen (es fehlen in der Regel andere Schizophrenie-typische Symptome) entweder im Rahmen einer schweren Depression oder als isolierte, anhaltende Störung mit chronischer Verlaufstendenz,
- schizoaffektive Psychosen (gleichzeitiges Vorkommen oder Wechsel von schizophrenen und deutlichen affektiven [depressiven oder manischen] Symptomen).

Bisweilen bereitet auch die Differenzialdiagnose zu neurotischen, Belastungs- und somatoformen Störungen (dissoziative Störung, Depersonalisations-, Derealisationssyndrom) oder Persönlichkeits- und Verhaltensstörungen (paranoider, schizoider oder emotional-instabiler Ausprägung) erhebliche Schwierigkeiten. Das Vorhandensein subklinischer formaler Denkstörungen und kognitiver Störungen ist hierbei eher ein Hinweis auf das Vorliegen prodromaler Frühsymptome einer Schizophrenie oder einer schizotypen Störung als auf eine schizoide oder paranoide Persönlichkeitsstörung.

13

Therapie der Schizophrenie

Vor Ort ist es zunächst erforderlich, Angst, Erregung, Anspannung und Unruhe zu reduzieren oder zu beseitigen. In manchen Fällen reicht bereits das Auftreten des Rettungsdienstpersonals aus, um dem Patienten wieder Struktur zu geben und die Situation zu deeskalieren. Wichtig sind bei solchen Einsätzen Grundlagen der **Krisenintervention** bei psychotischen Patienten (s. Kap. 3 *Krisenintervention*). Häufig ist jedoch eine medikamentöse Therapie indiziert.

Da die Diagnose präklinisch oft nicht mit Sicherheit gestellt werden kann, muss **symptomatisch** therapiert werden. Bei klar nachweisbaren psychotischen Symptomen sind **Antipsychotika** indiziert. Auf dem Notarztwagen oder in der Notaufnahme ist aus dieser Gruppe oft nur Haloperidol verfügbar. Initial können 5–10 mg i.v. gegeben werden. Unter stationär-psychiatrischen Bedingungen werden oft neuere Substanzen (z.B. Olanzapin, Quetiapin, Risperidon, Ziprasidon) eingesetzt, die jedoch nicht in einer intravenös applizierbaren Form vorliegen und in der präklinischen Notfallmedizin bislang nicht eingesetzt werden.

Bei starker Erregung oder Angst ist es empfehlenswert, Benzodiazepine zur **Anxiolyse** (z.B. Lorazepam, Diazepam) zu verabreichen. Näheres findet sich in Kap. 4 *Pharmakotherapie.* Darüber hinaus muss der Notarzt auch rechtliche Voraussetzungen für eventuell notwendige Maßnahmen gegen den Willen des Patienten prüfen (s. Kap. 5 *Rechtliche Grundlagen*).

■ Literatur

Ebert D. Psychiatrie systematisch. Bremen: Unimed; 2001.

Fleischhacker WW, Hummer M. Pharmakotherapie der Schizophrenie. Nervenarzt. 2006;77:77–98.

Gouzoulis-Mayfrank E. Duale Diagnose Psychose und Sucht. Fortschr Neurol Psychiat. 2006;74:528–47.

Kardels B, Beine KH, Wenning F. Psychiatrische Notfälle in Hamm/Westfalen. Fortschr Neurol Psychiat. 2003;71:129–34.

Klein M, Habel U. Evaluation therapeutischer Effekte mittels fMRT bei ersterkrankten schizophrenen Patienten. Nervenheilkunde. 2006;25:59–64.

Möller HJ, Deister A. Schizophrenie. In: Möller HJ, Laux G, Kapfhammer HP (Hrsg). Psychiatrie und Psychotherapie. Berlin – Heidelberg – New York: Springer; 2002: 1051–122.

Regier DA, Farmer ME, Rae DS, Locke BZ, Keith SJ, Ludd LL, Goodwin FK. Comorbidity of mental disorders with alcohol and other drug abuse. Results from the Epidemiologic Catchment Area (ECA) Study. J Am Med Ass. 1990;264:2511–8.

Schüttler R. Woher wissen wir was über den Ausgang schizophrener Erkrankungen? Fortschr Neurol Psychiat. 2001;69(Sonderheft 2):81–5.

Wobrock T, Pajonk FG, Falkai P. Schizophrenie Teil 1. Epidemiologie, Ätiopathogenese, Symtomatologie. Fortschr Neurol Psychiat. 2004;72:98–113.

Wobrock T, Pajonk FG, Falkai P. Schizophrenie Teil 2. Verlauf, Diagnostik und Differentialdiagnostik. Fortschr Neurol Psychiat. 2004;72:164–74.

13

14 Somatoforme und dissoziative Störungen

14.1 Somatoforme Störungen

Patienten mit „medizinisch unerklärlichen körperlichen Symptomen" kommen auch im Rettungsdienst vor. Charakteristisch für diese Patienten mit somatoformen Störungen ist die **wiederholte Darbietung körperlicher Beschwerden, verbunden mit den Forderungen nach medizinischen Untersuchungen**. Die Patienten halten diese Forderungen aufrecht trotz wiederholter negativer Untersuchungsergebnisse und Versicherungen der Ärzte, dass die Symptome nicht körperlich begründbar sind. Selbst wenn Beginn und Fortdauer der Symptome in enger Beziehung zu unangenehmen Lebensereignissen, Schwierigkeiten und Konflikten stehen, sind die Patienten von einer körperlichen Ursache ihrer Beschwerden überzeugt und lassen die Möglichkeit einer psychischen Ursache kaum zu (Sauer u. Eich 2007). Notärzte werden mit schwer leidenden Patienten konfrontiert, denen sie in der Akutsituation wenig helfen können.

14

Das grundlegende Problem der Interaktion zwischen Notärzten und diesen Patienten geht auf 3 Aspekte zurück:
- das Drängen der Patienten auf weitere Untersuchungen in einem Krankenhaus und das appellative Verhalten der Patienten,
- die Unsicherheit bzw. die Angst der Notärzte, eine verborgene Krankheit zu übersehen,
- die Diskrepanz in den jeweiligen Ursachenüberzeugungen.

Die besonders in der notärztlichen Behandlung rasch entstehende Irritation durch die schwierige Arzt-Patient-Interaktion kann als frühzeitiger Hinweis auf eine somatoforme Störung gewertet werden. Im Umgang mit diesen Patienten entstehen beim Notarzt häufig Gefühle des Nichtwissens, der Unsicherheit, der Hilf- und Hoffnungslosigkeit und Ängste vor einem Scheitern der Notfallbehandlung. Hinzukommende Ungeduld, Erschöpfung und Ablehnung des Notfallpatienten erschweren die Interaktionen. Allerdings muss hervorgehoben werden, dass das Handeln des Patienten nicht bewusst gesteuert wird.

International liegen die Angaben zur Prävalenz von somatoformen Störungen bei 9–20% in der Allgemeinbevölkerung (Henningsen et al. 2002). Die Komorbidität von somatoformen Störungen mit depressiven Störungen beträgt 75–90%, mit Angststörungen 10–70% (Sauer u. Eich 2007). Frauen sind von der Erkrankung häufiger betroffen.

> Die Diagnose einer somatoformen Störung darf nur gestellt werden, wenn
> * eine organische Erkrankung ausgeschlossen wurde,
> * eine andere psychische Erkrankung ausgeschlossen wurde.

Ätiologie somatoformer Störungen

Die Ursachen somatoformer Störungen sind heterogen. Grob kann eine Einteilung in spezifische und in unspezifische Faktoren vorgenommen werden (Tab. 14.**1**).

Klassifikation

Somatisierungsstörung

14

Es werden viele körperliche Beschwerden geklagt ohne ein organpathogenetisches Korrelat. Ein anderer Begriff dafür ist „psychogene Körperstörung". Meist liegt der Beginn vor dem 35. Lebensjahr. Die Erkrankung hält viele Jahre an und ist durch eine Kombination von Schmerz, sexuellen, gastrointestinalen und pseudoneurologischen Symptomen charakterisiert (First et al. 2000). **Diagnostische Leitlinien** der Somatisierungsstörung sind (Ebert 2003, Dilling et al. 1991):

* Klagen über multiple, wechselnde körperliche Symptome, die durch keine körperliche Erkrankung erklärbar sind und die mehrere Jahre andauern.
* Leiden durch ständige Sorgen wegen der Symptome, deshalb häufige (mindestens 3) Arztkonsultationen.
* Eine Entlastung durch eine Erklärung des Arztes, dass eine organische Störung ausgeschlossen ist, hält nur kurz an und die Patienten weigern sich,

Tabelle 14.**1** Spezifische und unspezifische Ätiologiefaktoren somatoformer Störungen (Henningsen et al. 2002)

	Unspezifische Faktoren	Spezifische Faktoren
Indivi-duell	• Genetische Faktoren • Belastungsfaktoren in der Kind-heit (z. B. Vernachlässigung, Verlust eines Elternteils, Missbrauch) • Primärer Krankheitsgewinn (sub-jektive Entlastung vom inneren Konfliktdruck oder Minderung der innerseelischen Angst durch Symptombildung)	• Frühe Störung in der Beziehung zum eigenen Körper • Veränderte physiologische Stressverarbeitung (frühe Beziehungsstörungen hinterlassen mit hoher Wahrscheinlichkeit eine Disposition für spätere Beschwerden) • Modelllernen (somato-forme Störungen in der Familie und der eigenen Kindheit) • Bindungsstörungen
Inter-aktionell	• Sekundärer Krankheitsgewinn (objektive Vorteile, die mit der Krankenrolle verbunden sind: Genesungsschutz durch soziale Entlastung, z. B. in Form von Krankschreibung, Schonung, verstärktes Interesse und Zuwen-dung der Umwelt, Versorgung, Trost, Rente etc.)	• Iatrogene Faktoren (Nicht-erkennen psychischer Beschwerden, Überdiagnostik, Überbewertung von Bagatell-befunden)
Sozio-kulturell	• „Kampf um Legitimität", Einfluss von Entschädigungsbegehren	• Medien (Verbreitung von Erklärungsmodellen für un-spezifische Körperbeschwerden, z. B. Amalgam oder Elektro-smog)

14

den Ausschluss einer organischen Ursache für ihre Beschwerden zu akzep-tieren.

Es müssen 6 oder mehr **Symptome** der folgenden Liste aus mindestens zwei verschiedenen Gruppen vorhanden sein:
• gastrointestinal: Bauchschmerzen, Übelkeit, Meteorismus, schlechter Ge-schmack im Mund oder extrem belegte Zunge, Klagen über Erbrechen oder Regurgitation von Speisen, Klagen über häufige Diarrhöen oder Austreten von Flüssigkeit aus dem Anus,
• kardiovaskulär: Atemlosigkeit ohne Belastung, Thoraxschmerzen,

- urogenital: Dysurie oder Klagen über Miktionshäufigkeit, unangenehme Empfindungen im oder um den Genitalbereich, Klagen über ungewöhnlichen oder verstärkten vaginalen Ausfluss,
- Haut- und Schmerzsymptome: Klagen über Fleckigkeit oder Farbveränderungen der Haut; Schmerzen in den Extremitäten oder Gelenken.

Hypochondrische und dysmorphophobe Störung

Diese Störungen sind durch die beharrliche Beschäftigung mit der Möglichkeit, eine körperliche Erkrankung zu haben oder körperlich entstellt zu sein, gekennzeichnet. Andere Begriffe dafür sind Hypochondrie, Dysmorphophobie, hypochondrische Neurose.

Diagnostiziert werden kann eine hypochondrische und dysmorphoben Störung, wenn folgende **Kriterien** erfüllt sind (Ebert 2003, Dilling et al. 1991):

- Eine mehrere Monate anhaltende Befürchtung, an einer körperlichen Krankheit zu leiden, oder anhaltende Beschäftigung mit einer vom Patienten angenommenen Entstellung oder Missbildung (dysmorphobe Störung).
- Die Erklärung des Arztes, dass eine organische Erkrankung ausgeschlossen werden kann, bedingt nur eine kurzzeitige Beruhigung (höchstens für Wochen), ansonsten weigern sich die Patienten, einen Ausschluss einer organischen Erkrankung zu akzeptieren.
- Die Überzeugung ist verbunden mit einer ständigen Besorgnis oder Symptomwahrnehmung, die als Leiden empfunden wird und zu Arztkonsultationen führt.
- Die Störung tritt nicht ausschließlich während einer Schizophrenie, einer wahnhaften Störung (hypochondrischer Wahn), einer affektiven Störung oder einer Panikstörung auf.

Somatoforme autonome Funktionsstörung

Die Symptome liegen im Bereich eines Systems, das vollständig oder weitgehend vegetativ innerviert wird. Andere Begriffe dafür sind „funktionelles Syndrom" oder „psychovegetatives Syndrom".

Der Notarzt muss bei der **Diagnose** einer somatoformen autonomen Funktionsstörung Folgendes feststellen (Ebert 2003, Dilling et al. 1991):

- Vegetative Symptome, die vom Patienten als Erkrankung gedeutet und einem Organsystem zugeordnet werden (Herz-Kreislauf-System, Magen-Darm-Trakt, respiratorisches System, Urogenitalsystem).

Zwei oder mehr der folgenden **vegetativen Symptome** müssen vorhanden sein:
* Palpitationen,
* Schweißausbrüche (heiß oder kalt),
* Xerostomie,
* Hitzewallungen oder Erröten,
* Druckgefühl im Epigastrium,
* Kribbeln oder Unruhe im Bauch.

Weiterhin muss mindestens eines der folgenden Symptome nachweisbar sein:
* Brustschmerzen oder Druckgefühl in der Herzgegend,
* Dyspnoe oder Hyperventilation,
* außergewöhnliche Ermüdbarkeit bei leichter Anstrengung,
* Aerophagie,
* Singultus oder brennendes Gefühl im Epigastrium,
* Bericht über häufigen Stuhlgang, erhöhte Miktionsfrequenz oder Dysurie, Gefühl der Überblähung oder Völlegefühl.

Es kann eine **Zuordnung zu den Organsystemen** erfolgen:
* kardiovaskuläres System: Herzneurose, Da-Costa-Syndrom,
* oberer Gastrointestinaltrakt: psychogene Aerophagie, Singultus, Magenneurose,
* unterer Gastrointestinaltrakt: Colon irritabile, psychogener Durchfall, Flatulenz,
* respiratorisches System: Hyperventilation,
* Urogenitaltrakt: psychogene Steigerung der Miktionshäufigkeit, Dysurie.

14

Somatoforme Schmerzstörung

Anhaltender schwerer Schmerz ohne organpathogenetischen Befund. Ein Synonym dafür ist „psychogenes Schmerzsyndrom".

Diagnostische Leitlinien der somatoformen Schmerzstörung sind (Ebert 2003):
* Mehrere Monate kontinuierlicher, an den meisten Tagen auftretender, schwerer, belastender Schmerz, der organisch nicht begründet ist und die Aufmerksamkeit des Patienten bindet.
* Die Störung tritt nicht ausschließlich während einer Schizophrenie, einer affektiven Störung oder einer Panikstörung, einer Somatisierungsstörung oder einer hypochondrischen Störung auf.

Komplikationen

Wichtige zusätzliche psychiatrische Implikationen ergeben sich aus der Tatsache, dass Patienten speziell mit einer Somatisierungsstörung sowohl im aktuellen Beschwerdebild als auch in der Lebenszeitperspektive eine stark erhöhte Komorbidität bzw. Koexistenz hinsichtlich weiterer psychischer Störungen wie Depressionen, Angst, Panik, Zwang, Drogen- und Medikamentenmissbrauch, Suizidalität, multiple Persönlichkeit und diverse Persönlichkeitsstörungen zeigen (Kapfhammer 2001).

Differenzialdiagnose

Vorübergehende, organisch unerklärliche Körperbeschwerden, die nicht zum Anlass wiederholter Arztbesuche werden, gehören zur Normalität und dürfen nicht mit den zur Chronifizierung neigenden somatoformen Störungen verwechselt werden. Schwierig und sehr bedeutsam ist die Abgrenzung von körperlich ausreichend begründbaren Beschwerden. Bei zahlreichen psychosomatischen und psychiatrischen Störungen treten somatoforme Beschwerden auf, die jedoch nicht eine eigene Diagnose rechtfertigen (Sauer u. Eich 2007).

Eine schwierige Differenzialdiagnose ist die Abgrenzung zur **Depression**, weil eine hohe Komorbidität zwischen beiden Krankheitsbildern besteht. Typische somatische Beschwerden der Depression sind Magen-Darm-Beschwerden, Appetitverlust, Schlaf- und Libidostörungen. Wenn diese Symptome ausschließlich während depressiver Phasen auftreten, so sind sie nur unter der Depression zu klassifizieren.

Auch die **Panikstörung** geht mit körperlichen Beschwerden wie z. B. Herzklopfen, Brustschmerzen und Schwindel einher. Bei somatischen Erkrankungen sind die Symptome relativ konstant und persistieren über Tage, Wochen und Monate. Bei Panikstörungen sind die körperlichen Symptome auf einzelne Attacken beschränkt, die Minuten bis maximal eine Stunde dauern.

Bei **Schizophrenien** können ebenfalls somatoforme Symptome bestehen, die jedoch häufig bizarr und mit wahnhaften Vorstellungen oder Körperhalluzinationen ausgestaltet sind.

Therapie

Mangelnde Kenntnis über Ursachen und Pathophysiologie dieser Störungsgruppen haben dazu geführt, dass wirksame Interventionsmethoden bislang nur unzureichend entwickelt oder validiert wurden. Die Versorgung von Patienten mit somatoformen Störungen in der notärztlichen Praxis wird sich daher häufig auf eine Beratung und Motivation zum Besuch beim Arzt für Psychiatrie und Psychotherapie bzw. Arzt für Psychotherapie und Psychosomatische Medizin beschränken (→ Fallbeispiel 1). Eine erforderliche Psychotherapie oder die Verabreichung von Antidepressiva kann nur ein Psychotherapeut oder ein Psychiater übernehmen.

Der Notarzt sollte dem Patienten gegenüber empathisch auftreten und die basale Diagnostik durchführen (Vitalparameter überprüfen und ein EKG ableiten), auch um den Patienten zu beruhigen. Ggf. kann durch den Notarzt eine **symptomorientierte Therapie** eingeleitet werden (z. B. bei Unruhe die Gabe von Lorazepam oder Diazepam).

Fallbeispiel 1: Somatisierungsstörung

Einsatzgrund: Der städtische Rettungswagen und der Notarzt wurden an einem Herbsttag zu einer Adresse in einem vorwiegend von türkischen Mitbürgern bewohnten Stadtteil geschickt. Der aufgeregte Ehemann öffnete die Tür und führte das Rettungsdienstpersonal in einen Raum, in dem eine ca. 26-jährige Patientin auf der Couch lag. Im Raum waren weiterhin 8 Personen anwesend, die in türkischer Sprache auf die Patientin einredeten. Da die Patientin selbst nur sehr schlecht deutsch sprach, übersetzte der Ehemann. Die Kranke selbst rief nur: „Mir ist nicht gut, Schmerzen am ganzen Körper". Der Ehemann berichtete, dass seine Frau Schmerzen am ganzen Körper habe. Sie habe aktuell sehr viel Stress mit den Kindern und den Schwiegereltern. Gestern sei sie bereits in der internistischen Abteilung des Stadtkrankenhauses gewesen. Die Untersuchungen seien ohne pathologischen Befund gewesen. Bei der Untersuchung durch den Notarzt waren die Vitalparameter unauffällig. Das abgeleitete EKG ergab einen Sinusrhythmus ohne Hinweise auf Herzrhythmusstörungen. Die von der Patientin angegebenen Schmerzen erstreckten sich über alle Dermatome an den oberen und unteren Extremitäten. Ein Klopfschmerz in der Hals- oder in der Lendenwirbelsäule wurde nicht angegeben. Stattdessen klagte die Patientin über Herzschmerzen und Luftnot.
Diagnose: Somatisierungsstörung.
Therapie und Verlauf: Der Notarzt legte einen intravenösen Zugang und applizierte 500 ml einer Vollelektrolytlösung. Darunter besserten sich die Schmerzzustände der Patientin ein wenig. Es wurde ein Transport in das örtliche Krankenhaus veranlasst mit dem Hinweis, dass eine psychiatrische Mitbehandlung notwendig sei.

14

14.2 Dissoziative Störungen (Konversionsstörungen)

Ältere Synonyme für dissoziative Störungen sind die Begriffe Hysterie, Konversionshysterie, Konversionsreaktion und hysterische Neurose. Vor Auftreten einer dissoziativen Störung findet sich häufig ein **seelisches Trauma**. Diesem belastenden Ereignis versucht der Patient durch körperliche Symptome vorübergehend auszuweichen. Weiterhin profitiert der Patient dabei auch von sekundärem Krankheitsgewinn. Auffällig sind der offensichtliche Schweregrad des Symptoms, der eigentlich zur Sorge Anlass geben sollte, und die relative diesbezügliche Sorglosigkeit des Patienten („belle indifference"). Dennoch rufen Angehörige häufig den Notarzt, da sie sich Sorgen über den Zustand des Patienten machen. Auf sie wirken die Symptome dramatisch und häufig Furcht erzeugend. Frauen sind gegenüber Männern häufiger von dissoziativen Störungen betroffen (2 : 1 bis 10 : 1). Das Alter der meisten Patienten liegt zwischen dem 10. und 35. Lebensjahr (Ebert 2003).

Zwei Verhaltensformen sind dabei typisch (Ebert 2003):

- Für andere Personen offensichtliche soziale und private Belastungssituationen und Probleme werden von den Patienten mit diesen Störungen häufig verleugnet.
- Werden Problembereiche von den Patienten beklagt, so werden sie häufig als durch die Symptome verursacht erlebt und nicht umgekehrt.

Klassifikation

14

Bei den Konversionsstörungen kann der Notarzt auf die verschiedensten Ausprägungsformen treffen. Die dissoziativen Störungen werden in folgende Formen eingeteilt (Dilling et al. 1991, Kapfhammer, 2002):

Dissoziative Amnesie

Es besteht ein Erinnerungsverlust für meist wichtige Ereignisse, der besonders Unfälle und traurige Erinnerungsinhalte betrifft. Dieser ist häufig unvollständig, variiert im Ausmaß bei wiederholter Anamneseerhebung und zeigt eine Diskrepanz zwischen vollständigem Verlust einzelner Gedächtnisinhalte eines betreffenden Ereignisses und dem Erhalt des restlichen Gedächtnisses oder sonstiger kognitiver Funktionen.

Dissoziative Fugue

Sie beschreibt ein Fluchtverhalten mit dissoziativer Amnesie. Die Patienten verlassen ihren Lebensbereich für Tage bis Jahre und nehmen zum Teil eine neue Identität an. Während der Reisen sind die Patienten unauffällig und können sich retrograd meistens nur noch an Episoden dieser Reisephase erinnern.

Dissoziativer Stupor

Das klinische Bild gleicht dem katatonen Syndrom. Die willkürlichen Bewegungen, die Sprache und die normalen Reaktionen auf Licht, Berührung und Geräusche sind beträchtlich verringert bzw. die Patienten reagieren überhaupt nicht mehr auf Ansprache. Der Muskeltonus ist normal erhalten. Zu beachten ist, dass die Patienten alles wahrnehmen und sich auch später an alle Geschehnisse erinnern können; es handelt sich um eine ausschließliche Störungen der Exekutivfunktionen. Ein gehäuftes Auftreten findet sich bei Patienten mit Borderline-Persönlichkeitsstörung oder posttraumatischer Belastungsstörung.

Trance- und Besessenheitszustände

Beim Trancezustand kommt es zum zeitlich begrenzten Verlust des ursprünglichen Gefühls, die Person zu sein, die man bisher immer war (persönliche Identität). Die bewusste Wahrnehmung ist ungewöhnlich stark auf wenige Stimuli der Umgebung eingeengt und die Bewegungen, Haltungen sowie Gesprochenes wirken monoton und werden einförmig wiederholt.

14

Dissoziative Bewegungsstörungen

Es kommt dabei zur partiellen oder kompletten Lähmung einzelner Extremitäten bis hin zu einer an eine Querschnittssymptomatik erinnernden Paraplegie. Häufig werden aber unwillkürliche Mitbewegungen der betroffenen Extremität (z. B. beim Anziehen) beobachtet, wenn die Aufmerksamkeit abgelenkt ist. Die Reflexe sind erhalten und es kommt zur unbewussten Anspannung der antagonistischen Muskelgruppen.

Dissoziative Krampfanfälle

Sie gleichen einem echten epileptischen Anfall, wobei es zu keinem Bewusstseinsverlust, Zungenbiss oder einer Enuresis kommt. Häufig findet sich ein stuporöses oder tranceähnliches Bild. Das EEG weist keine epilepsietypischen Potenziale auf.

Dissoziative Sensibilitäts- und Empfindungsstörungen

Die Patienten geben eine Gefühllosigkeit des gesamten Rumpfes oder scharf begrenzter Regionen an, die nicht den Dermatomen entsprechen. Häufig sind alle sensorischen Qualitäten (Schmerz, Druck, Temperatur) gleichzeitig betroffen. Auch psychogene Erblindung, Taubheit oder Geschmacksverlust werden hier eingeordnet.

Ganser-Syndrom

Es ist gekennzeichnet durch mehrere der beschriebenen dissoziativen Störungen in Kombination mit typischen „Vorbeiantworten", d. h., die Patienten geben völlig unsinnige Antworten auf einfache Fragen. Dieses Syndrom tritt besonders häufig in Haftanstalten auf.

Dissoziative Identitätsstörung (früher: multiple Persönlichkeit)

14

Die Eigenständigkeit der Störung ist umstritten. Möglicherweise kann ein Individuum sich als zwei oder mehrere vollständige Persönlichkeiten im Wechsel erleben, die voneinander ganz verschieden sind. Die „verschiedenen Personen" haben eigene Erinnerungen, Verhaltensmuster und Eigenschaften. Selten ist sich eine Person der Existenz der anderen Persönlichkeit bewusst. Die Prävalenz ist gering, das Störungsbild aber sehr beeindruckend.

◼ Diagnostische Leitlinien der dissoziativen Störungen

Eine dissoziative Störung kann vom Arzt nur diagnostiziert werden, wenn ein Ausschluss einer körperlichen Erkrankung erfolgt ist. Weiterhin muss ein zeitlicher Zusammenhang zwischen Beginn des dissoziativen Syndroms und den belastenden Ereignissen, Problemen und Bedürfnissen bestehen (Ebert 2003).

Die Diagnose kann nicht mit Sicherheit präklinisch durch den Notarzt gestellt werden, andererseits ist es seine Aufgabe, Hinweise für eine Belastungssituation zu sammeln oder eine Symptomatik zu dokumentieren, die den Verdacht erweckt, „ungewöhnlich", nicht organisch begründbar oder nicht dem Anlass entsprechend zu sein.

▨ Differenzialdiagnosen

Differenzialdiagnostisch sind sowohl andere psychiatrische als auch somatische Erkrankungen auszuschließen.
Psychische Erkrankungen:
- organisch dissoziative Störungen,
- psychische Störungen durch psychotrope Substanzen,
- Schizophrenien,
- affektive Störungen,
- Angststörungen,
- posttraumatische und andere Anpassungsstörungen,
- Somatisierungsstörungen,
- Borderline-Persönlichkeitsstörungen und
- artifizielle Störungen.

Körperliche Erkrankungen:
- Epilepsien,
- Schlaganfälle,
- multiple Sklerose,
- systemischer Lupus erythematodes oder
- Porphyrie.

14

▨ Verlauf und Komplikationen

Dissoziative Störungen remittieren häufig spontan. Chronische Verläufe kommen vor. Komplikationen können Einschränkungen der Arbeitsleistung, Beziehungsstörungen, Selbstverletzungen, aggressive Impulse, Suizidgedanken und Suizidhandlungen sein.

▨ Therapie

Angesichts eines häufig dramatisierenden und unter Umständen sogar aufdringlich wirkenden Verhaltens sollte der Untersucher sich vor Augen halten, dass die dissoziative Symptomatik eine Form der **unbewussten** Konfliktbewältigung darstellt und dem Betroffenen zu diesem Zeitpunkt offensichtlich keine anderen Möglichkeiten hierzu zur Verfügung stehen. Eine solche Einschätzung trägt dazu bei, negativen emotionalen Reaktionen vorzubeugen und dem Patienten in sachlicher und wohlwollender Form gegenüberzutreten (Dressing 1998).

Indiziert ist bei diesen Patienten eine Psychotherapie, die der Notarzt im Einsatz nicht leisten kann (→ Fallbeispiel 2). Dennoch sollte er den Patienten ein „empathisches Verhalten" entgegenbringen, damit sich die Kranken auch ernst genommen fühlen und sich nicht für ihr Verhalten schämen müssen. Somit sind bei Verdacht auf eine dissoziative Störung auch die Vitalparameter zu kontrollieren und ein EKG abzuleiten. Ein Transport in die Klinik zur differenzialdiagnostischen Abklärung ist dringend zu empfehlen. Meistens sind die Patienten aufgrund ihrer Beschwerden beunruhigt, so dass die Gabe eines Benzodiazepins (z. B. Lorazepam oder Diazepam) zu einer Besserung führen kann.

Fallbeispiel 2: Dissoziative Störung

Einsatzgrund: Das Notarzteinsatzfahrzeug und der Rettungswagen wurden von der Rettungsleitstelle zu einer „krampfenden Person" geschickt. Zeitgleich trafen beide Fahrzeuge an der Einsatzstelle ein. Eine Frau kam der Rettungsdienstbesatzung entgegen und berichtete, dass ihre Tochter „wieder einmal" im Hausflur krampfe. Da es 6.48 Uhr war, gab die Mutter der Patientin an, dass ihre Tochter gerade zur Arbeit gehen wollte. Sie sei Arzthelferin in einer internistisch-onkologischen Praxis und arbeite dort erst seit 3 Monaten.
Bei der Untersuchung der Patientin durch den Notarzt, fiel auf, dass die Patientin auf Ansprache nicht reagierte. Das Hautkolorit war rosig, der Ruheblutdruck lag bei 110/80 mmHg, die Pulsfrequenz zeigte einen Wert von 83 Schlägen/min und auf dem EKG war ein normofrequenter Sinusrhythmus zu erkennen. Der gemessene Blutzuckerwert betrug 85 mg/dl. Das Pulsoxymeter am Finger zeigte 99 % SpO_2 an. Die Pupillen waren isokor und reagierten prompt auf Licht. Eine Enuresis oder ein Zungenbiss waren nicht feststellbar. Die Mutter berichtete, dass die Patientin seit 10 Monaten an „diesen Anfällen" leide und an der benachbarten Universitätsklinik bereits eine ausgiebige kardiologische und neurologische Diagnostik ohne organpathologisches Korrelat erfolgt sei. 10 Minuten nach Eintreffen des Rettungsdienstpersonals reagierte die Patientin auf Ansprache durch den Notarzt. Sie negierte Zephalgien, noch hatte sie irgendwelche körperlichen Beschwerden. Sie gab an, dass sie sich diesen Zustand nicht erklären könne. Psychopathologisch war sie zu Ort, Zeit, Person und zur Situation orientiert. Es waren keine inhaltlichen Denkstörungen in Form von Wahn und Halluzinationen feststellbar. Der formale Gedankengang war verlangsamt, aber intakt. Es bestand eine euthyme Stimmungslage ohne Suizidalität. Psychomotorisch wirkte die Patientin angespannt.

Diagnose: Dissoziativer Krampfanfall.

Therapie und Verlauf: Der Notarzt ließ die Patientin unter der Verdachtsdiagnose dissoziativer Krampfanfall zu Hause und empfahl ihr eine ambulante psychiatrisch-psychotherapeutische Behandlung.

Die Patientin meldet sich noch am selben Tag in der Institutsambulanz der nächstgelegen psychiatrischen Klinik und vereinbarte einen Termin. Inzwischen befindet sich die Patientin immer noch in psychotherapeutischer Behandlung. Dort war zu erfahren, dass sie vor der Ausbildung zur Arzthelferin in der internistisch-onkologischen Arztpraxis bereits in einer orthopädischen Arztpraxis gearbeitet hatte und es dort zu verbalen Demütigungen durch Arbeitskollegen gekommen war. Sie hatte zwar das Arbeitsverhältnis gekündigt, einen Zusammenhang zwischen den dissoziativen Krampfanfällen und dem schlechten Arbeitsklima in der orthopädischen Arztpraxis sah sie aber nicht.

Literatur

Dilling H, Mombour W, Schmidt MH. Internationale Klassifikation psychischer Störungen: ICD-10, Kapitel V (F), Klinisch-diagnostische Leitlinien. Bern: Huber; 1991.

Dressing H. Dissoziative Störungen. In: Hewer W, Rössler W (Hrsg). Das Notfallpsychiatriebuch. München: Urban & Schwarzenberg; 1998.

Ebert D. Psychiatrie systematisch. Bremen: Unimed; 2003.

First MB, Pincus HA, Frances A, Widiger TA. Diagnostic criteria from DSM-IV-TR. Washington, DC: American Psychiatric Association; 2000.

Gast U, Rodewald F, Hofmann A, Mattheß H, Nijenhuis E, Reddemann L, Emrich HM. Die dissoziative Identitätsstörung – häufig fehldiagnostiziert. Dtsch Ärztebl. 2006;47:3193–200.

Henningsen P, Hartkamp N, Loew T, Sack M, Scheidt CE, Rudolg G. Somatoforme Störungen – Leitlinien und Quellentexte. Stuttgart: Schattauer; 2002.

Kapfhammer HP. Somatisierung – somatoforme Störungen – ätiopathagenetische Modelle. Fortschr Neurol Psychiat. 2001;69:58–77.

Kapfhammer HP. Dissoziative Störungen. In: Möller HJ, Laux G, Kapfhammer HP (Hrsg). Psychiatrie und Psychotherapie. Berlin – Heidelberg – New York: Springer; 2002:1342–71.

Sauer N, Eich W. Somatoforme Störungen und Funktionsstörungen. Dtsch Ärztebl. 2007; 1–2:45–53.

14

Register

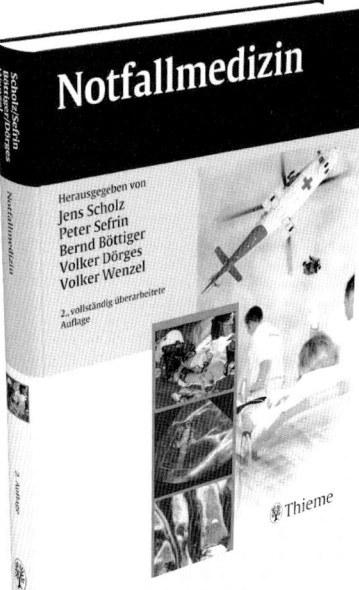

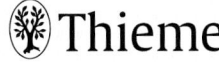

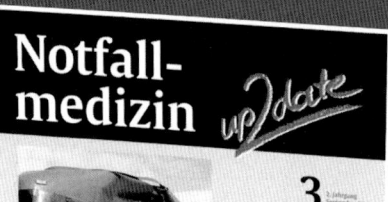
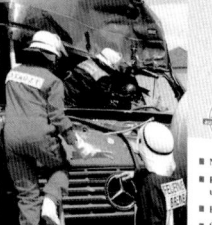
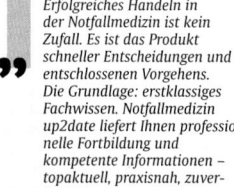

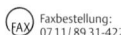

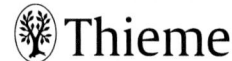